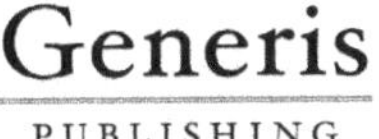

Generis

PUBLISHING

Déterminants de la Continuité des Soins des Addicts aux Substances Psychoactives

Dans les centres de prise en charge publiques de Yaoundé

Michèle Carole KUISSEU

Title: **Déterminants de la Continuité des Soins des Addicts aux Substances Psychoactives**

Dans les centres de prise en charge publiques de Yaoundé

ISBN: 979-8-89248-655-2

Author: Michèle Carole KUISSEU

Cover image: https://unsplash.com/

Publisher: Generis Publishing
Online orders: www.generis-publishing.com
Contact email: info@generis-publishing.com

TABLE DES MATIERES

DEDICACE

A Mes chers parents **WADJE Yvonne** et
KONDONKO **Jean Pierre**

A Mon frère **KOUAM POLA Patrick**

REMERCIEMENTS

Au Seigneur **DIEU** à travers **Jésus Christ** pour son Omniprésence, son amour et sa grâce.

Au Docteur KIMESSOUKIE OMOLOMO Etienne**,** merci d'avoir accepté de diriger cette recherche ; merci pour votre disponibilité, votre attention, votre soutien et l'encadrement dont nous avons bénéficié dans le cadre de la réalisation de cette recherche.

Au Docteur AMBOMO Sylvie épse MVOA, Directrice de l'Ecole des Sciences de la Santé (ESS) de l'Université Catholique d'Afrique Centrale (UCAC) pour votre encadrement.

Au Professeur NKOUM Benjamin Alexandre, Ex-directeur de l'Ecole des Sciences de la Santé (ESS) de l'Université Catholique d'Afrique Centrale (UCAC) et responsable de l'unité de formation doctorale pour votre encadrement.

Au Docteur MBASSI Philomène, chef de division de l'enseignement supérieur, pour sa rigueur afin qu'on ait des enseignements conformes et a su nous pousser à donner le meilleur de nous au cours de notre formation.

Au Docteur BASSONG MANKOLLO Olga Yvonne, Coordinatrice de la filière Master en épidémiologie, pour tous vos conseils, et pour votre accompagnement dans notre édification de médecin chercheur.

À tous les responsables de l'ESS particulièrement le Docteur NGO LIKENG Julienne Louise pour leurs conseils et leurs enseignements.

A mes frères et sœurs : Eric, Ulrich et Manuella pour votre sens inconditionnel de la famille et votre soutien sans borne.

A Mademoiselle Annick Morelle pour sa disponibilité, son encadrement et sa rigueur dans le travail.

À ma famille, mes amis Cyrille, Francis, Thérèse (mon délégué préféré), Merveille, Honorine et tous ceux qui de près ou de loin ont contribué de quelque manière que ce soit à la finalisation de ce document.

LISTE DES ABREVIATIONS, ACRONYMES ET SIGLES

CIM 10	Classification internationale des maladies dixième révision
CNLD	Comité national de lutte contre la drogue
CSAPA	Centre de soins, d'accompagnement et de prévention en addictologie
DSM-5	Manuel diagnostique et statistique des troubles mentaux cinquième édition
ESS	Ecole des sciences de la Santé
FCRSS	Fondation canadienne de la recherche sur les services de santé
INESS	Institut national d'excellence en santé et en services sociaux
MDMA	Méthylènedioxyméthamphétamine 3,4
OFDT	Observatoire français des drogues et toxicomanies
OICS	Organe international de contrôle des stupéfiants
OMS	Organisation mondiale de la santé
ONUDC	Office des nations unies contre la drogue et le crime
ONSP	Observatoire national de santé publique
PEC	Prise en charge
RDV	Rendez vous
SPA	Substance psychoactive
SPSS	Statistic Package for the Social Sciences
UCAC	Université Catholique d'Afrique Central
VIH	Virus de l'Immunodéficience Acquise
VHC	Virus de l'hépatite C

LISTE DES TABLEAUX

LISTE DES FIGURES

RESUME

La prise en charge des addictions est un défi de santé publique vue les nombreuses conséquences qu'elles entrainent dans le monde et particulièrement dans le contexte africain. Les addictions aux substances psychoactives (SPA) sont un facteur de risque de nombreuses maladies et traumatismes sur le plan médicopsychosocial. Bien que ces faits soient alarmants, la prise en charge présente de nombreuses irrégularités ; précisément au niveau du processus de continuité adéquat des soins nécessitant une attention particulière du phénomène. Cette étude avait pour objectif principal de déterminer les facteurs associés à la continuité des soins chez les addicts aux substances psychoactives demandant des soins au Centre la vie et à l'Hôpital Jamot de Yaoundé.

Pour y arriver, la démarche méthodologique descriptive corrélationnelle a été utilisée. Un échantillonnage de convenance a permis de recruter 120 participants âgés de 15 à 51 ans. Les données ont été recueillies à l'aide d'un questionnaire préétabli, d'une échelle de continuité des soins, d'une échelle d'estime de soi, d'une échelle de stigmatisation de l'usage de drogues illicites, et d'une échelle de soutien social. Les tests statistiques d'ANOVA et t de Student ; l'analyse de corrélation de Person et la régression linéaire ont permis d'examiner les relations qui existent entre les différentes variables.

Les résultats obtenus montrent que l'âge moyen est de 25 ± 8 ans, les participants préfèrent majoritairement consommer du cannabis à une fréquence de 4 fois ou plus par semaine. Bien que la plupart des participants déclare avoir un accès rapide au médecin et aux membres de l'équipe de soin à tout moment, 76,7% d'entre eux ont un niveau de continuité des soins moyen. Il existe une association significative entre le cadre de vie, le niveau socioéconomique, le type de substance consommé et le niveau de continuité des soins. Des corrélations significatives sont observées entre la continuité des soins, l'estime de soi, et le soutien social. Aussi, nous avons une corrélation significative dans le sens inverse entre la stigmatisation l'usage de drogues illicites et le soutien social. La continuité des soins est significativement associée à l'estime de soi (β1= 0,213 P= 0,016) et le soutien social (β2= 0,283 P= 0,002) d'après l'analyse de régression.

Cette étude a mis en évidence plusieurs facteurs influençant le niveau de continuité des soins en addictologie et ces résultats pourraient orienter l'établissement du protocole de prise en charge des addicts aux SPA dans les centres de soins spécialisés en addictologie.

Mots clés : Addictions, continuité des soins, Facteurs associés

ABSTRACT

The management of addictions is a public health challenge given the many consequences in the world and particularly in the African context. Addictions to psychoactive substances (PSA) are a risk factor for many illnesses and traumas on the medico-psychosocial level. Although these facts are alarming, the management presents many irregularities; precisely at the level of the process of adequate continuity of requiring special attention of the phenomenon. The main objective of this study was to determine the factors associated with continuity of care among addicts to psychoactive substances seeking care at center life and Jamot hospital in Yaoundé.

To achieve this, the correlational descriptive methodological approach was used. Suitability sampling resulted in 120 participants aged 15-51 being recruited. Data were collected using a pre-established questionnaire, a continuity of care scale, a self-esteem scale, an illicit drug stigma scale, and a social support scale. ANOVA and Student t tests; Person's correlation analysis and linear regression examined the variability and relationship between variables.

The results show that the average age is 25 ± 8 years, with most participants preferring to use cannabis at a frequency of 4 or more times per week. Although most participants reported having quick access to the physician and care team members at any time, 76.7% had a moderate level of continuity of care. There is a significant association between living environment, socioeconomic level, substance use and level of continuity of care. There are significant correlations between continuity of care, self-esteem, and social support. Also, we have a significant inverse correlation between stigma and illicit drug use and social support. Continuity of care was significantly associated with self-esteem (1= 0.213 P= 0.016) and social support (2= 0.283 P= 0.002) based on regression analysis.

In summary, this study identified several factors influencing the level of continuity of addictive care, and these results could inform the development of the protocol for the management of addicts to APS in CSAPA.

Keywords : Addictions, Continuity of Care, Associated Factors

INTRODUCTION

L'addiction est un problème de santé publique majeur dont les impacts sont multiples, sanitaires, médicaux et sociaux. L'addiction à une substance psychoactive licite (tabac, alcool, médicaments psychotropes) ou illicite (cannabis, cocaïne, amphétamines…) ou à un comportement (sexe, jeux de hasard et d'argent, réseaux sociaux, jeux vidéo…) est définie comme un trouble caractérisé par un processus récurrent, comprenant un phénomène de consommation répétée d'intensité variable puis l'installation progressive d'une dépendance physiologique s'accompagnant de signes de tolérance et/ou de sevrage, d'un craving (envie irrépressible de consommer), d'une perte de contrôle, d'un déni et de la recherche de produit(s)/comportement(s) malgré les risques médicaux, psychologiques, psychiatriques et sociaux encourus et connus (Karila & Benyamina, 2019). Le caractère chronique ainsi que l'évolution par rechutes sont caractéristiques ici et les addictions doivent entrainer des conséquences durables et significatives dans la vie du sujet pour être qualifiées comme telles. La consommation chronique de substances psychoactives a des conséquences médicales propres, en parallèle au processus addictif. En moyenne 35 millions de personnes dans le monde souffrent de troubles liés aux SPA (ONUDC, 2019).

Sur le plan psychologique, une symptomatologie commune, que ce soit un produit ou un comportement, comme l'impulsivité, les troubles cognitifs (mémoire, attention, prise de décision, inhibition de réponse…), est retrouvée et sur le plan psychiatrique, les troubles de l'humeur, les troubles anxieux sont fréquemment associés aux addictions (Menick et al., 2012a; OMS, 2016). Les conséquences sociales retrouvées pour tout type d'addiction sont principalement l'isolement, la marginalisation, la stigmatisation, la perte d'emploi, la séparation, les problèmes financiers. (Bellon-Champel & Varescon, 2017 ; Blaise et al., 2017). Les conséquences sont de plus en plus inquiétantes dans le monde et particulièrement dans le contexte africain en population jeune. Selon l'Organisation Mondiale de la Santé en 2019, les données montrent une prévalence plus importante de consommation d'opioïde en Afrique, Asie, Europe, et Amérique du nord ; et de la consommation de cannabis en Amérique du Nord, en Amérique du Sud et en Asie par rapport en 2009. La prise en soins des addictions particulièrement celles liés aux substances psychoactives est encore bien complexe.

Bien que selon le Comité National de Lutte Contre la Drogue en 2019, près d'un quart de la population a déjà eu à faire l'expérience de la consommation de substances psychoactives ; le rapport de l'OMS durant la même année met en exergue le fait que les interventions thérapeutiques fondées sur des preuves scientifiques et conformes aux obligations nationales et internationales en matière de droit de l'homme ne sont pas aussi disponibles et accessibles. D'où l'importance d'intensifier les recherches et interventions pour combler les lacunes au niveau national et international.

Les études portant sur les addictions se sont plus appesanties sur les caractéristiques des patients addicts au niveau national (Menick et *al.*, 2012a) et international (Azuar, 2013; Blaise et *al.*, 2017; Wagner & Acier, 2017) ; sur les facteurs addictologiques liés à l'adhésion au suivi, les facteurs associés à l'alliance thérapeutique, les facteurs prédictifs de suivi, les déterminants et facteurs influençuant la consommation de SPA (Abdoul et *al.*, 2012; Deane et al., 2012a; Patenaude, 2010; Plancke et al., 2009; Renard, 2015a). L'étude sous l'angle des facteurs associés à la continuité des soins en addictologie n'a pas été suffisamment approfondie dans la revue de littérature consultée, encore moins sur le territoire national.

Aux vues de cela, nous nous sommes donc posé la question de recherche suivante : quels sont les facteurs associés à la continuité des soins des addicts aux substances psychoactives demandant des soins au Centre la vie et à l'Hopital Jamot de Yaoundé ? Dans le présent travail, nous allons premièrement présenter l'approche théorique où sont développés l'état de la question, le cadre théorique et le cadre conceptuel. Dans un second temps nous présenterons l'approche empirique contenant la méthodologie, le cadre d'étude, la présentation et discussion des résultats et la conclusion. Ainsi, nous proposerons humblement des suggestions.

Chapitre 1 :

ETAT DE LA QUESTION

1. CONTEXTE

Dans le monde, en moyenne 35 millions de personnes souffrent de troubles liés à l'usage de substances psychoactives alors que seulement 1 personne sur 7 reçoit un traitement (Office des nations unies contre la drogue et le crime, 2019). De plus, les estimations étaient plus élevées en 2017 selon l'ONUDC, cela était dû à une meilleure connaissance de l'étendue de la consommation de drogues issue de nouvelles enquêtes menées en Inde et au Nigéria, qui font partie des dix pays les plus peuplés du monde. En effet, environ 271 millions de personnes, soit 5,5% de la population mondiale âgée de 15 à 64 ans, avaient consommé des drogues l'année précédente en 2017 ; bien que cela soit similaire à l'estimation de 2016, une vision à plus long terme révèle que le nombre de consommateurs de drogues est maintenant 30% plus élevé qu'en 2009 (ONUDC, 2019). Les problèmes de santé publique causés par l'usage de substances psychoactives ont atteint des proportions inquiétantes et représentent, à l'échelle mondiale, une lourde charge sanitaire et sociale qui est dans une large mesure évitable.

En 2018, selon l'observatoire français des drogues et toxicomanie, il y'a eu en moyenne 464 décès par surdose, les opioïdes sont en cause dans 76 % d'entre eux, médicaments de substitution aux opioïdes dans 43 % des cas, héroïne dans 28% et la cocaïne dans 26 % des décès. Par ailleurs, La contamination par usage de drogues par voie injectable représente 1 % des découvertes de séropositivité au VIH. Le nombre de découvertes de séropositivité VIH liés à l'usage de drogues (67 cas en 2018) diminue depuis 2010, et entre 2012-2018, les prévalences déclarées tant pour le VIH que le VHC sont stables (OFDT, 2020). La consommation de substances psychoactives est un problème de santé publique concernant autant les jeunes que les adultes.

L'alcool et le tabac sont les SPA les plus utilisés en France et le cannabis est la substance illicite la plus consommée, 10 fois plus que la cocaïne ou l'ecstasy et 55 fois plus que l'héroïne pour les consommations annuelles (OFDT, 2020). Cela étant très remarquable en population jeune. Il est à noter que les jeunes issus de milieux favorisés essaient le cannabis (expérimentation ponctuelle) plus souvent que ceux de milieux socioéconomiques plus modestes. Cela étant, le risque de développer des troubles liés à l'usage de cannabis est plus étroitement associé à un milieu modeste, à un parcours scolaire perturbé et à une fin de scolarité précoce (OICS, 2019). La prise en charge des troubles liés à l'usage de SPA est un processus à long terme médico-psycho-social qui nécessite une grande coopération des addicts pour une bonne continuité des soins. La discontinuité des soins en addictologie est un réel problème qui nécessite une attention particulière ceci au regard de l'augmentation sans cesse croissante des consommateurs.

Il n'est pas rare d'observer un addict quitter le réseau de soins ; selon une étude faite en Australie en 2012, 57% des patients quittent prématurément le soin qu'il s'agisse d'un suivi ambulatoire ou d'une hospitalisation en addictologie (Deane et *al.*, 2012a). En France en 2017, on a 28,4% des patients à avoir une expérience discontinue des soins en addictologie (Wagner & Acier, 2017). Cela est d'autant plus remarqué en Afrique où la toxicomanie est un problème de santé publique de plus en plus inquiétant.

En Afrique, la prise en charge des addicts est encore bien complexe au regard de nombreux préjugés bien que la consommation de SPA prenne une ampleur sans cesse croissante avec une augmentation de la consommation de cannabis entre 2010 et 2017 (ONUDC, 2019). La consommation non médicale des opioïdes est particulièrement forte en Afrique de l'ouest et du centre, les saisies de tramadol représentent 88% de toutes les saisies mondiales de tramadol en 2017 et la consommation de SPA passe de 4,8% en 2009 à 5,3% en 2018 dans la population âgée de 15-64ans (ONUDC, 2019).

Le Cameroun n'est pas en reste avec la consommation de SPA qui est de plus en plus vulgaire dans la population (soit 21% de la population) et plus précisément parmi les adolescents et les jeunes adultes en milieu urbain (CNLD, 2019). Il existe peu de données sur la présence d'un protocole de prise en charge clairement établi dans les 19 centres de soins d'accompagnement et de prévention en addictologie sur l'ensemble du territoire ; bien que près de 2100 patients usagers de drogues aient formulé des demandes de traitement dans les formations sanitaires dans la période allant de Janvier 2016 à décembre 2017 (CNLD, 2019). Il existe une rareté de données concernant une stratégie de suivi de la continuité de soins des patients en externes alors que le décrochage du réseau de soin soit très fréquent selon les soignants.

Au regard de ce qui précède et devant la situation inquiétante, les répercussions sont énormes sur le plan social et scientifique aux vues des problèmes dont font face les différents concernés. Ce qui justifie la motivation pour la présente recherche.

2. JUSTIFICATION DU CHOIX DU SUJET

Les motivations justifiant le choix du présent sujet sont multiples tant au niveau personnel qu'au niveau scientifique.

Au niveau personnel, au cours de l'exercice de notre profession de médecin, nous avons eu plusieurs cas de patients souffrant de troubles liés à l'usage de SPA et s'assurer de la continuité de la prise en charge en collaboration avec d'autres spécialistes n'a pas toujours été évident. Le manque d'un protocole de prise en charge incluant tous les aspects médico-psychosociaux, les difficultés financières et environnementales handicapaient énormément le suivi et entrainait très fréquemment une discontinuité des soins. Notre motivation a d'autant plus été renforcée lors du stage académique au Comité National de Lutte Contre la Drogue, où nous nous sommes rendu compte que les problèmes d'addictions aux substances psychoactives sont entrain de prendre de plus en plus de l'ampleur particulièrement en population jeune ; bien que les facteurs de risque et les conséquences soit connues. La stratégie de prise en charge des patients se présentant aux CSAPA présente encore de nombreuses lacunes vue la rareté des patients continuant normalement les soins et cela variant d'un centre à l'autre. Le présent travail apportera de nombreuses orientations pour éviter l'expansion progressive du problème.

Au niveau scientifique, la mondialisation rapide, les évolutions dans les domaines des technologies et des communications, l'augmentation de la disponibilité et de la diversité des composés de synthèse aux propriétés psychoactives et dépendogènes sont autant de facteurs appelant une attention particulière au problème de la drogue (OMS, 2016). Les stratégies en matière de santé publique et le secteur de la santé ont un rôle important et toujours croissant à jouer pour atténuer les effets nocifs liés à la consommation de drogues à tous les niveaux. À l'échelle mondiale, 11 millions de personnes se sont injectées des drogues en 2017, dont 1,4 million vivent avec le VIH et 5,6 millions avec l'hépatite C (OMS,2019). En France par exemple, on a environ 78000 décès par an pouvant être attribués aux SPA comme le tabac (OFDT, 2020). Dans le monde, particulièrement en Afrique et plus précisément au Cameroun, les études menées mettent en avant la description des addictions chez l'africain en milieu hospitalier (Menick et *al.*, 2012a), la consommation de drogues en milieu scolaire et les facteurs favorisant (Ntone et *al.*, 2017) sans toutefois s'élargir sur le suivi et les facteurs associés à la continuité des soins dans les CSAPA.

3. PROBLEME

La prise en charge des demandeurs de soins en addictologie est un processus à long terme de cure sevrage et psychothérapie, avec prise en compte de la réinsertion sociale pour éviter cette grande possibilité de rechute qui est de règle dans ce domaine. Toutefois, si l'entrée en soin n'est pas systématique chez les consommateurs problématiques de substances psychoactives, il n'est non plus rare d'observer un départ prématuré, c'est-à-dire un abandon du soin avant sa fin initialement prévue (Wagner & Acier, 2017). La discontinuité des soins se présente ici par les principaux obstacles soit l'inaccessibilité ou l'inadéquation des services, leur manque de coordination et d'intégration, et le décrochage des individus de l'un et de l'autre du réseau de soins. Selon le CNLD (2019), sur les 2100 patients ayant demandés des soins spécialisés en addictologie, seulement 3,54% des demandeurs viennent par eux même, et cela dépend plus de la famille dans 56,93% des cas, il n'est pas rare d'observer des irrégularités au niveau du processus de soins selon les soignants en addictologie.

La plupart soit 59,33% de patients demandeurs de soins et orientés auprès des unités spécialisées sont suivi en ambulatoire ; 29,41% des patients ont fait l'objet d'orientation ou de transfert auprès des unités compétentes et seulement 11,26% des patients ont été hospitalisés(ONSP,2019). Cela est dû selon les professionnels de santé des unités spécialisés de prise en charge, à l'augmentation du flux des demandeurs de soins entrainant une augmentation du choix de suivi en ambulatoire et cela freine énormément la prise en charge. Le respect des rendez-vous de suivi par les anciens patients est très rare. Dans les différents centres spécialisés à l'instar du Centre la vie considérée comme centre pilote des autres, une stratégie de suivi clairement établi pour s'assurer de la continuité des soins des patients en externes est encore en cours d'élaboration pour ne pas dire absente. Il existe une rareté de données expliquant les irrégularités du processus de prise en charge ou les facteurs associés au décrochage du réseau de soin des demandeurs de soins. Aux vues de ces faits, notre étude est d'une importance capitale dans le but de décrire les facteurs associés à la continuité des soins en addictologie dans les unités spécialisées de prise en charge à Yaoundé. Ainsi cela orientera en pratique une meilleure prise en charge des demandeurs de soins en addictologie.

4. PROBLEMATIQUE

La présente étude s'inscrit dans le champ de la santé publique qui selon l'OMS, elle est la science et l'art de prévenir les maladies, de prolonger la vie et d'améliorer la santé physique et mental au niveau individuel et collectif. L'épidémiologie étant un des domaines de la santé publique, étudie non seulement la distribution mais aussi les déterminants de la fréquence des maladies / problèmes de santé chez les populations humaines et l'application de l'étude au contrôle des problèmes de santé. Nous distinguons comme type d'étude épidémiologique celle descriptive, analytique ou étiologique et celle évaluative. Pour ce qui concerne les addictitions, force est de constater que les données de la littérature s'intègrent plus dans les enquêtes descriptives de l'abus et de la dépendance aux SPA. Les études s'intégrant dans les enquêtes étiologiques, analytique ou évaluative sont beaucoup plus rares particulièrement dans le contexte Africain alors que leurs définitions font l'objet d'un consensus international autour des critères diagnostiques de la CIM-10 ou du DSM-V. La présente étude s'intègre dans le cadre de l'épidémiologie observationnelle (enquête étiologique) s'inspirant de divers faits de la revue littéraire sur l'abus et la dépendance aux SPA dans le monde.

Selon le rapport de l'OICS (2019), il est à noter que le trafic de drogues est en expansion dans le monde, le cannabis reste l'une des drogues dont le trafic est le plus répandu. Selon le même rapport, le trafic de cocaïne reste un problème majeur dans plusieurs pays d'Afrique de l'ouest ayant signalé avoir effectué des saisies record en provenance d'Amérique et à destination de l'Afrique du Nord et de l'Europe ; et les hommes sont plus concernés par la consommation de SPA que les femmes bien que dans certaines régions l'écart ait tendance à réduire. La prise en charge des addictions doit être aussi précoce que possible et atteindre le plus grand nombre de sujets à risque, bien avant que la dépendance ne soit installée, dans un objectif de prévention précoce. Lorsque la dépendance est installée, elle constitue une véritable maladie chronique vis-à-vis de laquelle l'intervention sanitaire ne saurait résoudre l'ensemble des problèmes et les soins doivent alors s'organiser dans le cadre d'un accompagnement à long terme au plus près de la vie familiale et sociale de la personne(Ministère de la santé et des solidarité,2006 ; Renard, 2015a). Les structures de soins en addictologie connaissent les taux d'absentéisme aux consultations parmi les plus élevés des spécialités médicales (Renard, 2015b). Les patients présentent un risque majoré d'abandon de suivi, de mauvaise observance médicamenteuse et de difficultés à maintenir leur abstinence à long terme et une partie importante des abandons de suivi aurait lieu pendant les trois premiers mois (Wagner & Acier, 2017). Le Cameroun est d'autant plus concerné par le problématique de continuité des soins en addictologie.

Selon le CNLD (2019), l'alcool (60,06% de cas) et le cannabis (46,82%) très souvent associés au tramadol (38,06% de cas) constituent les principales substances primaires abusées et faisant l'objet de demandes de traitement auprès des unités spécialisées. D'après une étude faite dans un CSAPA de Yaoundé, il est important de noter que parmi les usagers de drogues demandeurs de traitement auprès des unités spécialisées, les hommes sont les plus concernés pour toutes les principales substances primaires abusées (Menick et *al.*, 2012a). Selon la même étude, les femmes sont toutefois concernées par les préparations et substances traditionnelles euphorisantes, l'alcool, les médicaments antidouleur, les benzodiazépines de types anxiolytique et antidépresseur en vente libre ou délivrés sur ordonnance. Le suivi adéquat est encore loin d'être atteint dans les différents centres spécialisés en addictologie au niveau national et le plan stratégique thérapeutique et de suivi des patients particulièrement ceux vu en ambulatoire est encore en cours d'élaboration selon les soignants. La quasi-totalité des frais de traitement des patients proviennent des familles ou de leurs proches avec la contribution significative dans certains cas des amis ou des compagnons de circonstance ; ceci étant donné que les élèves et étudiants représentent 28,23% de la population concernée par le problème d'abus de drogue (CNLD, 2019). Bien que le décrochage du réseau de soin soit fréquent et que l'épidémie d'abus de drogue est toujours inquiétante sur l'ensemble du territoire, peu d'études se sont appesanties sur les facteurs associés à la continuité de soins des demandeurs de soins en addictologie.

L'analyse de ces phénomènes nécessite de faire appel à un modèle théorique qui est la théorie des systèmes. La théorie des systèmes est basée sur le postulat selon lequel tout type d'évènement doit être considéré comme un système, ou peut être conceptualisé selon une logique de système, c'est-à-dire un ensemble d'interactions. La logique réductionniste consiste à diviser le concept de continuité de soins en plusieurs composante puis analyser les parties individuellement sans se préoccuper du fonctionnement global de l'ensemble.

5. QUESTIONS DE RECHERCHE ET HYPOTHESES

1. Questions de recherche

Question principale :

Quels sont les facteurs associés à la continuité des soins des addicts aux substances psychoactives demandant des soins au Centre la vie et à l'Hopital Jamot de Yaoundé?

Questions secondaires :

- Quels sont des facteurs personnels associés à la continuité des soins des addicts aux substances psychoactives ?

- Quels sont les facteurs associés à l'accès aux soins liés à la continuité de soins des addicts aux substances psychoactives ?

- Quels sont les facteurs environnementaux associés à la continuité des soins des addicts aux substances psychoactives ?

2. Hypothèse générale

Les facteurs personnels, ceux liés à l'accès aux soins et environnementaux sont associés à la continuité des soins des addicts aux substances psychoactives.

3. Hypothèses opérationnelles

- La continuité de soins des addicts aux substances psychoactives est liée à l'âge, le statut matrimonial, le cadre de vie, le niveau socioéconomique, le comportement de l'individu, le type de substances consommées.
- La continuité de soins des addicts aux substances psychoactives est liée à la présence de personnels requis, la disponibilité des membres de l'équipe de soins.
- La continuité de soins des addicts aux substances psychoactives est liée à la non-discrimination/ stigmatisation des addicts, au soutien social.

6. OBJECTIFS DE RECHERCHE

Objectif principal

L'étude a pour objectif principal de déterminer les facteurs associés à la continuité des soins des addicts aux substances psychoactives demandant des soins au Centre la vie et à l'Hôpital Jamot de Yaoundé.

Objectifs spécifiques

- Déterminer les facteurs personnels associés à la continuité de soins des addicts aux substances psychoactives.

- Identifier les facteurs liés à l'accès aux soins associés à la continuité de soins des addicts aux substances psychoactives.
- Explorer les facteurs environnementaux associés à la continuité de soins des addicts aux substances psychoactives.

Les impacts de la présente étude peuvent être d'ordre théorique et pratique. Elle enrichira ainsi 3 champs de la profession médicale ; le champ de la recherche, le champ de la formation et le champ de la pratique qui bénéficie d'un plus dans leur application.

7. INTERET DE L'ETUDE

La consommation de substances psychoactives est un problème de santé publique qui nécessite une attention particulière dans les recherches scientifiques. Elle devient de plus en plus vulgaire dans la population et plus précisément parmi les adolescents et les jeunes adultes. Ils n'hésitent pas à prendre des risques bien que les conséquences soient considérables. Une proportion importante de la charge de morbidité attribuable à la consommation nocive de SPA provient des traumatismes intentionnels ou non intentionnels, y compris dans le cadre d'accidents de la circulation routière, de la violence ou des suicides. Les blessures mortelles attribuables à la consommation de SPA touchent généralement des groupes d'âge relativement plus jeunes. Le suivi adéquat des addicts aux SPA est encore loin d'être atteint selon les soignants en addictologie.

Au regard de cela, sur le plan théorique, l'étude menée est d'une importance capitale dans le but d'avoir des données sur les facteurs associés à la continuité des soins des demandeurs de soins dans les unités spécialisées de prise en charge en addictologie de Yaoundé. Cela éclairera les professionnels de santé sur l'orientation du développement d'un protocole de prise en charge des addicts. Concernant les chercheurs et les étudiants en science humaine particulièrement en santé publique ; l'étude menée peut faire l'objet d'un programme d'enseignement dans le but de favoriser les sensibilisations en population et l'inspiration pour plusieurs autres sujets de recherche découlant de celui-ci, pour une exploration plus large étant donné qu'elle est peu présente dans les études récentes en addictologie au niveau national.

Sur le plan pratique, l'étude favorisera une meilleure prise en soins en addictologie tant sur le plan préventif, curatif qu'éducatif. Les différents acteurs impliqués dans les mesures préventives pourront également s'en servir afin de contextualiser leurs actions préventives et les différents axes de préventions. De plus, au niveau éducatif, cela pourra favoriser une prise de conscience des différents éducateurs (professionnels et parentaux) afin d'améliorer leurs méthodes éducatives.

Chapitre 2 :

REVUE DE LA LITTERATURE CADRE THEORIQUE / CONCEPTUEL

Dans ce deuxième chapitre, il sera présenté la recension des écrits, le cadre conceptuel et la théorie mobilisée.

I.   REVUE DE LA LITTERATURE

La section du travail suivante met en évidence le travail effectué par d'autres auteurs ayant abordé les concepts de continuité des soins, d'addictions, de facteurs associés et les liens qui existent entre eux.

1. Caractérisation et devenir des patients suivis en addictologie

Le développement d'un réseau de soin en addictologie est d'une importance capitale dans le but de favoriser l'accès aux soins, la coordination ou la continuité des soins, l'établissement d'une prise en charge multidisciplinaire. Au regard de cela, une étude est menée par Azuar (2013) en France dans le but d'étudier les caractéristiques des patients alcoolodépendants hospitalisés via les urgences en service de médecine à orientation addictologique et la qualité de leur suivi addictologique ultérieur. Dans ce sens, une étude observationnelle rétrospective a été effectuée dans le service de médecine addictologique de l'hopital Fernand Widal. Les résultats montrent que les patients alcoolodépendants recrutés par les urgences sont plus âgés, ont plus de comorbidités somatiques et de troubles cognitifs, sont dans une situation sociale plus précaire et nécessitent une durée d'hospitalisation plus longue que les patients hospitalisés pour sevrage programmé (Azuar, 2013).

L'âge, le sexe masculin, la présence de troubles cognitifs et l'ancienneté de la maladie alcoolique sont les principaux facteurs justifiant des demandes de soins de suite, également plus fréquentes pour ces patients. Les facteurs prédictifs d'une bonne adhésion au suivi à court terme sont le sexe féminin, le fait d'avoir un domicile et un médecin traitant déclaré. D'après les résultats il est donc important de valoriser davantage la prise en charge psychosociale en addictologie. Une étude rétrospective descriptive a été effectué par Fleury (2015) dans le but de décrire les caractéristiques médico-sociales de tous les patients ayant consulté en 2015 au Centre d'addictologie de Mayotte pour usage régulier ou problématique de nouveaux produits de synthèse.

Parmi les 54 patients inclus : l'âge médian était de 20 ans, 89 % étaient des hommes, 48 % avaient des antécédents judiciaires et 87 % déclaraient une consommation régulière active ou sevrée de cannabis. L'existence d'antécédent psychiatrique était un facteur de risque d'arrêt prématuré de suivi.

Au Cameroun, selon une étude faite sur 108 patients de l'hopital Jamot de Yaoundé, 94% des consommateurs de SPA était les hommes et 3,6% les femmes, 75% d'entre eux étaient agés de moins de 30ans et étaient hospitalisés dans 88,88% des cas (Menick et *al.*, 2012b).

2. Facteurs influençant le suivi des soins en addictologie

Le suivi thérapeutique par les patients addicts dépend de plusieurs facteurs pouvant être liés au patient lui-même, à son entourage social, ou aux soignants. Une étude descriptive rétrospective a été menée par Abdoul et collaborateurs (2012) sur des patients agés de moins de 40 ans ayant consulté entre 2005 et 2007, dans quatre centres franciliens intra et extrahospitaliers, un centre de soins, d'accompagnement et de prévention en addictologie et un centre d'accueil des jeunes ; dans le but de fournir les facteurs prédictifs de suivi des jeunes fumeurs de cannabis consultant pour sevrage. Les résultats montrent que 59% des consultants présentent des troubles anxieux et 28% une symtomatique dépressive, le taux de perdus de vus est de 40% après la première visite. L'analyse multivariée retrouve une association entre le suivi et le fait d'avoir déjà tenté d'arrêter le cannabis (p=0,04), d'avoir un traitement pharmacologique de sevrage tabagique (p=0,04) ou un traitement antidépresseur(p=0,04). Mais compte tenu du faible taux de suivi des addicts au cannabis par les chercheurs, de nouvelles études sont nécessaires pour orienter leur prise en charge.

De plus, une étude descriptive longitudinale et rétrospective a été effectuée par Louis (2015) en France afin d'analyser l'accès aux soins pour les personnes ayant des troubles liés à la consommation d'alcool, pratique, perception et vécus dans un contexte d'évolution thérapeutique. Les résultats témoignent d'un abandon massif durant les premiers mois du suivi. L'âge constitue un facteur protecteur par rapport au décrochage alors que le statut de parent isolé est un facteur de vulnérabilité. Le statut anxieux et ou dépressif n'a pas un impact significatif sur l'adhésion au suivi dans l'analyse bivariée. Cependant dans l'analyse multivariée, les sujets à la fois dépressifs et anxieux ont deux fois plus de risque d'interrompre le suivi que les autres patients.

Dans le même sens, selon une étude rétrospective réalisée par Renard (2015a), la majeure partie des abandons de suivi a lieu au début de la prise en charge (principalement lors des 3 premiers mois). En outre, la durée de suivi est liée à l'âge et à la consommation de cannabis, les patients de moins de 35 ans en demande de soins pour des troubles liés à l'usage de l'alcool représentent une population particulièrement à risque de mauvaise adhésion au suivi. Cependant, le caractère rétrospectif de l'étude ne permet pas de connaître les facteurs à l'origine de l'abandon du suivi.

En somme, la revue de la littérature a présenté les différents travaux qui se rapprochent le plus possible des questions de recherche de l'étude. Ils ont montré que les patients des CSAPA viennent généralement pour abus de SPA ou dépendance ; et le suivi thérapeutique est influencé par plusieurs paramètres avec particulièrement la récurrence des abandons de suivi observé dans les services addictologiques. Cependant, les facteurs plus mis en exergue sont ceux prédictifs du suivi, d'alliance ou d'adhésion thérapeutique ne couvrant pas complètement le concept de continuité de soins ; des conclusions claires sur les facteurs associés à la continuité des soins en addictologie ou au décrochage du réseau de soins n'ont pas été établi d'où la nécessité de la présente étude.

II. CADRE THEORIQUE

La théorie des systèmes est un principe selon lequel tout est un système où tout peut être conceptualisé selon une logique de système. Ce principe est formalisé par Ludwig Von Bertalanffy dans General System Theory en 1937, mais les bases sont multiples dont la principale étant le mouvement cybernétique. Le système fait référence à un assemblage d'éléments fonctionnant de manière unique et en interaction permanente. La théorie est apparue progressivement comme une approche très puissante qui a connu diverses applications en biologie notamment, mais également dans les sciences sociales, en économie ou en psychologie avec Gregory Bateson 13 et ce que l'on a appelé l'école de Palo-Alto. Dans la présente étude, le modèle conceptuel de continuité des soins selon l'approche de Ludwig Von Bertalanffy conduit à l'atteinte des objectifs fixés. L'utilisation du modèle théorique systémique dans la présente recherche amène à concevoir les groupes d'individus comme des systèmes à part entière régis par des lois qu'il faut dégager. C'est donc un ensemble d'éléments qui est impliqué dans le processus de continuité des soins. La thérapie systémique s'appuie sur le traitement du système tout entier, patient, famille afin de rétablir une situation d'équilibre et de communication non pathologique. La systémique consiste donc à une approche globale du problème vécu par le patient, considérant que le symptôme que celui-ci présente est le résultat d'un dysfonctionnement de l'ensemble de l'environnement dont il fait intégrant. Par exemple, considérant un alcoolique, cette approche thérapeutique va traiter l'ensemble du système relationnel de la personne, de sorte qu'elle n'ait plus l'éventuel rôle de bouc émissaire dans lequel elle a pu être placé. L'alcoolique n'est pas alcoolique par nature, il adopte un comportement alcoolique pour se conformer aux attentes communiquées.

Le thérapeute ne va pas rechercher à retracer la genèse du problème, mais comment agir pour qu'il cesse le plus rapidement possible.

III. CADRE CONCEPTUEL

Le cadre conceptuel est un ensemble constitué des différents concepts clés de l'étude. La présente recherche met en évidence les concepts suivants : continuité de soins, addictologie, substances psychoactives, facteurs associés. La clarification de ces concepts constitue la suite de cette partie.

1. Continuité des soins

La continuité des soins représente l'ensemble des services de santé qui, pendant le cycle de la vie, vont des soins primaires (y compris la prévention et la promotion de la santé) aux soins secondaires et tertiaires en établissement, en passant par les services communautaires et à domicile qui favorisent le maintien de la santé ; la réadaptation et les soins palliatifs en fin de vie (INESSS, 2019). La continuité des soins ne peut se résumer au simple fait de remettre au patient quittant l'hôpital une ordonnance et un carton de rendez-vous. Il s'agit de faire en sorte que le patient puisse conserver les bénéfices de son hospitalisation, tant sur le plan objectif de l'amélioration de sa pathologie que de son bien-être général. La continuité des soins est aussi une démarche visant à éviter les ruptures dans la prise en charge globale d'un malade. La question de la continuité des soins est essentielle pour tout malade, mais elle est particulièrement cruciale pour les personnes souffrant de pathologies chroniques, ou d'évolution longue.

Il est conçu différemment dans les soins de première ligne, les soins de santé mentale, les soins infirmiers mais, il y a deux éléments essentiels et trois types de continuité qui relient les divers secteurs des soins de santé (INESSS, 2019). Dans cette lancée, on a L'expérience des soins vécue par un patient avec son soignant/sa soignante qui est le premier élément essentiel de la continuité ; le deuxième est le fait que les soins se poursuivent dans le temps (ce qu'on appelle parfois continuité longitudinale ou chronologique). Ces deux éléments doivent être présents pour qu'il y ait continuité, mais leur seule présence ne suffit pas à constituer la continuité.

Il y a trois genres de continuité : la continuité informationnelle, la continuité relationnelle et la continuité d'approche (INESSS,2019).

La continuité informationnelle est l'utilisation de l'information sur des événements et des circonstances antérieurs dans le but d'adapter les soins courants au patient et à son mal. L'information est le dénominateur commun qui relie les soins d'un intervenant à l'autre et d'un événement de santé à un autre(FCRSS,2002 ; INESS,2019).

Pour Andres et al. (2016), la continuité relationnelle ou interpersonnelle est celle qui favorise au mieux la continuité des soins, alors qu'elle est la moins bien comprise et trop souvent négligée. Elle améliore la qualité des soins, facilite l'usage des ressources sanitaires, promeut des soins centrés sur la personne et enfin, augmente l'adhésion aux traitements médicaux. Pour les auteurs, elle se co-construit entre patients et professionnels, elle suppose une responsabilité partagée dont le but est de comprendre le patient, de communiquer avec lui, de répondre à ses besoins de manière coordonnée. Ainsi comprise, la continuité relationnelle est le fondement de la continuité informationnelle et de la prise en charge (organisationnelle). En outre elle désigne une relation thérapeutique suivie entre un patient et un ou plusieurs soignants. La relation suivie patient-soignant est très prisée dans les soins de première ligne où elle constitue tacitement une sorte de contrat de fidélité du patient au soignant et de responsabilité du soignant à l'égard du patient (FCRSS,2002; INESS,2019). Dans les soins de santé mentale, il arrive que les intervenants se chargent de garder contact avec les patients pour assurer la continuité relationnelle et d'approche.

La continuité d'approche, c'est la prestation de services complémentaires et opportuns dans le cadre d'un plan d'intervention commune (FCRSS,2002; INESS,2019). La continuité d'approche ou organisationnelle est centrée sur le plan d'intervention de soins personnalisé. En effet, étant donné que l'équipe de soins est diversifiée et que les soins à prodiguer peuvent être multiples, il est nécessaire de mettre en place une continuité organisationnelle sur la base de la réalisation d'objectifs communs (FCRSS,2002; INESS,2019). Le résultat de ce plan d'intervention est la coordination des soins. Cette dernière permet au patient de comprendre le sens des actes qui lui sont effectués. En revanche, le changement d'environnement du patient interrompt cette continuité organisationnelle. Pour pouvoir évaluer la continuité organisationnelle, il est important de vérifier qu'il existe une cohérence dans le plan d'intervention pour le patient.

En somme, la continuité intervient à différents niveaux (Gilbert, 2014):

-La continuité des actes médicaux, c'est s'assurer que le patient puisse bénéficier, en fonction de ses besoins, de consultations médicales, d'un traitement médicamenteux, de soins infirmiers ou de rééducation, mais aussi s'assurer de la poursuite des démarches sociales et administratives initiées ou préconisées pendant l'hospitalisation.

-La continuité du cadre de soin est aussi à travailler : offrir au patient des repères, tant au niveau des lieux de soin, des intervenants, que du mode de fonctionnement. Il s'agit de pouvoir identifier un médecin, un infirmier référent, repérer l'emplacement de la formation sanitaire et comprendre son fonctionnement, savoir qui contacter, où se présenter en cas d'urgence, à qui adresser telle ou telle demande. Il s'agit d'un travail dans la durée, visant à améliorer la connaissance réciproque et les liens de confiance.

-La continuité de l'accompagnement : un accompagnement, plus ou moins rapproché, qu'il soit assuré par des proches du patient, des soignants ou des travailleurs sociaux, pour « prendre soin ». C'est le fait d'encourager la personne à s'occuper d'elle même, à se protéger, se soigner, l'aider à améliorer ses conditions de vie, entretenir cette dimension du soin apportée pendant l'hospitalisation. C'est enfin garder ou transmettre aux intervenants qui prennent le relais le souci, la préoccupation pour une personne, sa santé et son bien-être.

-La continuité passe par la coordination entre les différents acteurs du soin, à la fois entre ceux qui interviennent à la même période, en parallèle, pour une même personne, par exemple entre équipes de soins psychiatriques et somatiques, entre acteurs du médical et du social, et entre ceux qui interviennent les uns après les autres (relais entre une équipe hospitalière) (Gilbert, 2014).

Dans le cas où le soin se limite à une hospitalisation, pour traiter une pathologie aiguë ou un traumatisme physique, on peut penser que la question de la continuité des soins est moins pertinente néanmoins cela est complètement différent lorsqu'il s'agit de pathologie chronique. La discontinuité des soins renvoie alors aux principaux obstacles soit l'inexistence, l'inaccessibilité ou l'inadéquation des services, leur manque de coordination et d'intégration et le décrochage des individus de l'un et l'autre des réseaux de soins (Patenaude, 2010; Renard, 2015a).

2. Addictologie

L'addictologie est une spécialité de la médecine consacrée à l'étude et la prise en charge des addictions. Tout d'abord, l'addiction est définie comme une perte de contrôle de sources de gratification, ne se limitant pas seulement aux substances, et entraînant des dommages à de multiples niveaux de fonctionnement (Leouzon et *al.*, 2019). Le terme « dépendance » est également utilisé, notamment dans les précédentes versions du DSM, pour désigner cette maladie mais Le DSM-5 a créé une nouvelle approche de l'addictologie en regroupant des addictions avec et sans substances, et en incluant le craving comme nouveau critère diagnostique (Munch & Touzeau, 2013). Dans la présente étude il sera plus question des addictions avec substances. Les addictions avec substances sont des troubles liés à une substance conduisant à une altération du fonctionnement ou à une souffrance, cliniquement significative, caractérisé par la présence de deux (ou plus) des manifestations suivantes, à un moment quelconque d'une période continue de douze mois (Binder, 2013) :

1. Le produit est souvent pris en quantité plus importante ou pendant une période plus prolongée que prévu
2. Il existe un désir persistant ou des efforts infructueux pour diminuer ou contrôler l'utilisation du produit
4. Beaucoup de temps est passé à des activités nécessaires pour obtenir le produit, utiliser le produit ou récupérer de leurs effets
5. Craving ou une envie intense de consommer le produit
6. Utilisation répétée du produit conduisant à l'incapacité de remplir des obligations majeures, au travail, à l'école ou à la maison
7. Utilisation du produit malgré des problèmes interpersonnels ou sociaux, persistants ou récurrents, causés ou exacerbés par les effets du produit
8. Des activités sociales, occupationnelles ou récréatives importantes sont abandonnées ou réduites à cause de l'utilisation du produit

9. Utilisation répétée du produit dans des situations ou cela peut être physiquement dangereux

10. L'utilisation du produit est poursuivie bien que la personne sache avoir un problème psychologique ou physique persistant ou récurrent susceptible d'avoir été causé ou exacerbé par cette substance

11. Tolérance, définie par l'un des symptômes suivants :

   – besoin de quantités notablement plus fortes du produit pour obtenir une intoxication ou l'effet désiré

   – effet notablement diminué en cas d'utilisation continue d'une même quantité du produit

12. Sevrage (Binder, 2013).

- Présence de 2 à 3 critères : ADDICTION LÉGÈRE
- Présence de 4 à 5 critères : ADDICTION MODÉRÉE
- Présence de 6 critères ou plus : ADDICTION SÉVÈRE

Ensuite, les substances psychoactives sont des substances qui activent directement le système de récompense du cerveau. L'activation du système de récompense provoque des sentiments de plaisir ; les sentiments agréables spécifiques évoqués varient considérablement en fonction du médicament (Édition professionnelle du Manuel MSD, 2013). Ces médicaments sont divisés en 10 classes différentes qui ont des mécanismes pharmacologiques divergents, bien qu'ils ne soient pas complètement distincts. Les classes de SPA comprennent :

- Alcool
- Caféine
- Cannabis et cannabinoïdes synthétiques
- Hallucinogènes (phencyclidine, psilocybine…)
- Inhalants (hydrocarbures volatils [diluant de peinture, certaines colles])
- Opiacés (fentanyl, morphine, oxycodone…)
- Sédatifs, hypnotiques et anxiolytiques (lorazépam, sécobarbital…)
- Stimulants amphétamines, cocaïne…)

- Tabac

- Autres (stéroïdes anabolisants) (Édition professionnelle du Manuel MSD, 2013).

- **Quelques SPA en Image**

Les SPA se présentent sous diverse forme et vulgairement appelée de plusieurs façons en fonction du contexte comme l'illustrent les figurent 1 à 7.

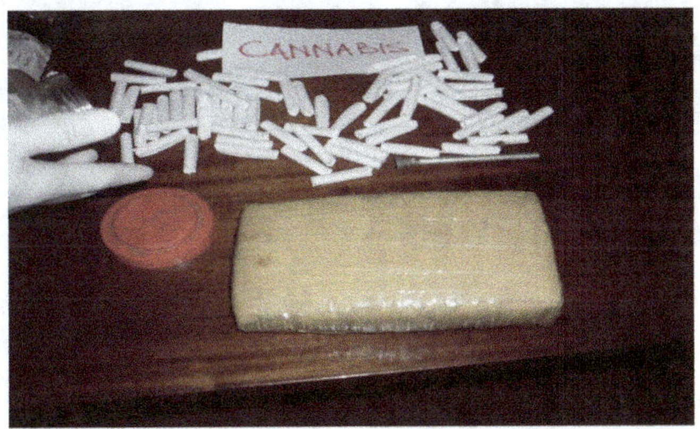

Figure 1: le cannabis

Source : CNLD, 2019

La figure 1 présente le cannabis qui est un euphorisant qui peut provoquer une sédation ou une dysphorie chez les utilisateurs, il est fumé dans plusieurs pays comme une cigarette (Édition professionnelle du Manuel MSD, 2013).

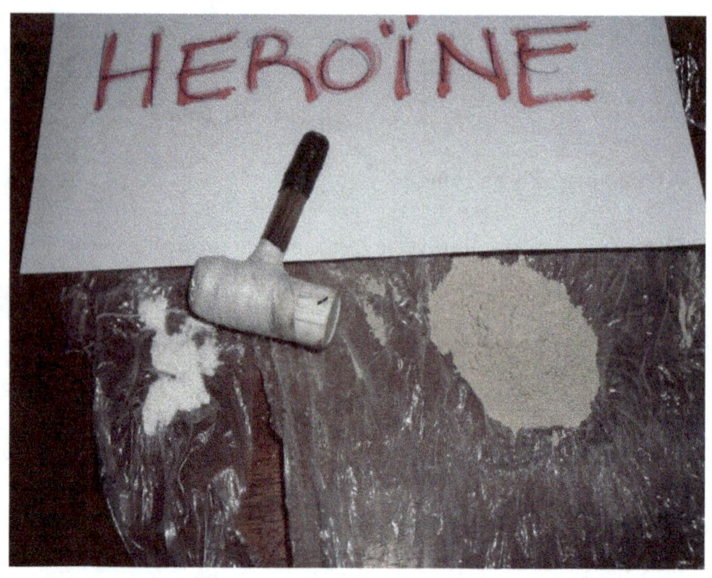

Figure 2:L'héroïne

Source : CNLD, 2019

La figure 2 présente l'héroïne qui se présente sous forme de poudre blanche ou marron et peut également être injecté en intraveineux, sniffée ou fumée. Il provoque l'apaisement, l'euphorie et une sensation d'extase.

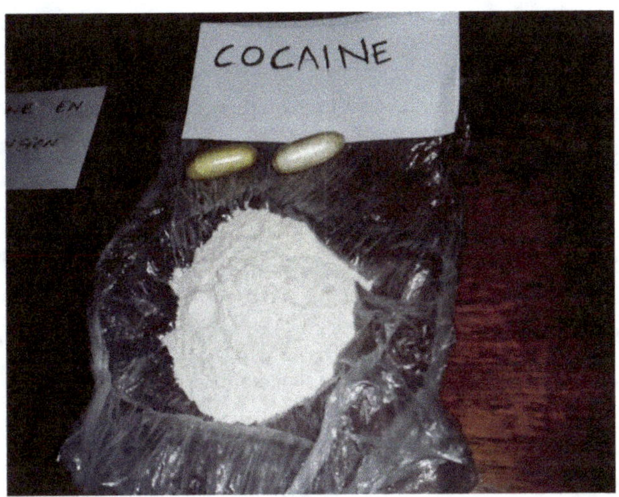

Figure 3: La cocaïne

Source : CNLD, 2019

La figure 3 présente la cocaïne qui est une substance d'origine végétale obtenue par transformation des feuilles de coca. Elle se présente sous forme de poudre blanche et peut être consommée par voie nasale, pulmonaire ou intraveineux.

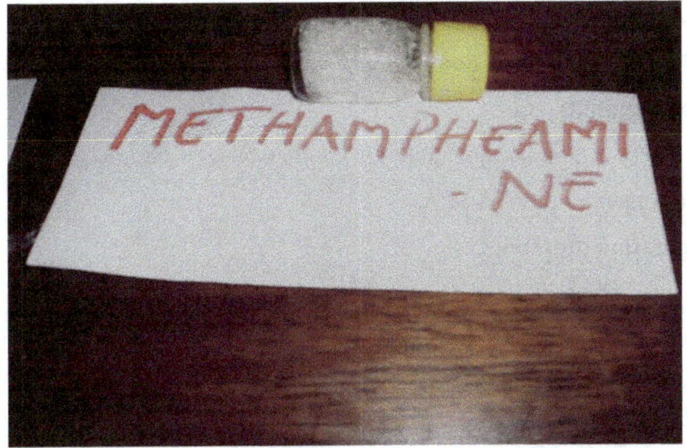

Figure 4 :La Méthamphétamine

Source : CNLD, 2019

La figure 4 présente la Méthamphétamine qui est une poudre blanche cristalline, inodore et amère qui se dissout facilement dans l'eau ou dans l'alcool. Elle se fume comme le crack (cocaïne épurée), et à l'immédiat on ressent une euphorie, on est sûr de soi et plein d'énergie.

De par leurs effets pharmacologiques mais aussi leurs aspects culturels, l'épidémiologie, les modes d'usage, les contextes de consommation sont différents pour chaque type de substances psychoactives (Blaise et *al.*, 2017). De même, les effets cliniques, l'expérience phénoménologique vécue, ainsi que les complications et les comorbidités sont spécifiques pour chaque type de SPA.

3. Les facteurs associés à la consommation de substances psychoactives

Selon certaines recherches en Afrique, comme facteurs nous avons (El Omari et al., 2013; Ntone et *al.*, 2017):

-La religion

Les proportions des consommateurs seraient respectivement élevées chez les chrétiens par rapport aux autres religions

-L'âge et profession

La profession et l'âge précoce seraient liés à un débit de consommation précoce

-La situation familiale

Ce sont les élèves qui appartiennent à des familles instables et désunies qui sont plus disposés à la consommation de SPA.

-La consommation du tabac

Les apprenants débutent dans la consommation des boissons alcoolisées qui les emportent à rechercher des sensations plus « fortes » dans la consommation du tabac.

-La première prise d'alcool

Le modèle montre que les élèves qui ont déjà goûté à l'alcool ont sensiblement plus de risque de devenir des buveurs confirmés d'alcool par rapport à ceux qui n'ont jamais pris une goutte d'alcool (Ntone et *al.*, 2017).

Trois des facteurs les plus fréquemment cités en relation avec l'expérimentation de la drogue sont la curiosité, l'accessibilité aux produits et la consommation par les pairs qui sert d'initiation (Nikiéma et al., 2011). L'accessibilité et le prix, ainsi que la consommation par les pairs ont été associés à un usage continu de SPA. Une consommation dangereuse ou abondante semble être davantage liée à une détresse sociale et psychologique comme, par exemple, le chômage, la dislocation de la famille et autres événements de la vie qui sont générateurs de stress.

13. Conséquences de la consommation de substances psychoactives

Les effets psychologiques immédiats liés à l'usage des SPA sont multiples et dépendent de la SPA utilisée. L'usage du cannabis peut causer une perte de mémoire et une léthargie de courte durée ; celui d'amphétamines peut causer des palpitations et une augmentation de la tension artérielle; la consommation de sédatifs et de tranquillisants mineurs entraîne une altération de la coordination motrice, et celle de solvants, d'héroïne et autres opiacés provoque une diminution de la capacité respiratoire (Blaise et *al.*, 2017; Édition professionnelle du Manuel MSD, 2013). Certains de ces effets directs peuvent accroître le risque d'accidents. Il arrive aussi exceptionnellement que la mort survienne après la première prise d'une drogue ou après l'absorption d'une dose normale d'héroïne par exemple.

Les conséquences à plus long terme sont extrêmement variables. Le type de SPA, le mode et la fréquence de consommation et, suivant la SPA, une prédisposition génétique aide à déterminer l'impact d'un usage continu de la SPA. Une consommation fréquente et prolongée de la majeure partie des SPA illicites fait encourir à la santé physique et mentale un risque de dommages permanents. Il existe aussi un risque très réel de mort prématurée par accident, empoisonnement accidentel ou surdose, ou à cause d'impuretés. Les personnes qui s'injectent des SPA comme l'héroïne, le sulfate d'amphétamine ou les sédatifs courent le risque d'avoir des abcès ou de développer une septicémie ou une gangrène et, si elles partagent leur seringue avec d'autres, le risque d'être infectées par le VIH ou de contracter une hépatite (Blaise et *al.*, 2017; Édition professionnelle du Manuel MSD, 2013).

Les conséquences sociales se présentent par la perte de qualité de vie des personnes atteintes dans leur santé en raison de l'usage de drogues illégales, de même que la perte de qualité de vie des proches. Afin que l'enfant puisse bénéficier d'un traitement efficace, les familles vont débourser d'énormes frais. Ce montant reflète la souffrance et la douleur des familles directement touchées par la toxicomanie. L'effet social correspond à l'ensemble des conséquences négatives pour la communauté de la consommation de drogues illégales ainsi qu'aux dépenses engagées pour les prévenir ou les corriger. L'impact social comprend les traitements médicaux, les thérapies résidentielles, l'aide à la survie, les dépenses de prévention et de répression, la production actuelle ou future non réalisée ainsi que la détérioration de la qualité de vie des toxicomanes et de leurs proches (coûts humains).

14.Facteurs d'adhésion aux soins

L'adhésion thérapeutique est déterminée par de nombreux facteurs pouvant être regroupés en plusieurs dimensions (Abdoul et *al.*, 2012; Patenaude, 2010; Renard, 2015a):

- Facteurs socio-économiques (niveau d'éducation et de revenus, emploi, entourage, conditions de vie, coût des médicaments, cultures et croyances des patients vis-à-vis de la maladie et des traitements…)
- Facteurs liés au système de soins (niveau de développement du système de soins et des infrastructures, existence d'une assurance maladie (qualité, accessibilité), niveau de formation, expérience et disponibilité du personnel soignant…)
- Facteurs liés à la maladie (impact des symptômes, niveau d'incapacité ou d'invalidité induite, sévérité de la pathologie…). En général, autant dans le domaine de la psychothérapie qu'en toxicomanie, l'état de santé mentale des clients est associé de façon inconsistante à la qualité de la relation thérapeutique dépendamment des indicateurs utilisés, des populations à l'étude et des

évaluateurs (thérapeute, client, juge externe) (Abdoul et *al.*, 2012; Patenaude, 2010; Renard, 2015a).

- Facteurs liés au traitement (complexité et durée de la prise charge, antécédents d'échecs thérapeutiques, changements répétés dans la prise en charge, existence d'effets indésirables …)(Abdoul et *al.*, 2012; Patenaude, 2010; Renard, 2015a).
- Facteurs liés au patient (capacités, connaissances, attitudes, croyances, perceptions attentes…) (Abdoul et *al.*, 2012 ; Patenaude, 2010; Renard, 2015a).

La satisfaction et la motivation sont des variables qui sont fréquemment mises en lien avec l'alliance thérapeutique(Patenaude, 2010). Des efforts pourront être déployés afin d'augmenter le niveau de satisfaction et de motivation des clients, et par le fait même, la qualité de l'alliance thérapeutique (à l'aide de différentes stratégies, comme l'entretien motivationnel par exemple). Les variables interpersonnelles : Le fonctionnement interpersonnel est l'un des facteurs le plus fréquemment abordé lorsqu'il est question des variables associées à l'alliance thérapeutique (Patenaude, 2010). Chez la clientèle toxicomane judiciarisée, la pression légale exercée par les différents acteurs du système judiciaire pourrait être considérée telle une variable interpersonnelle susceptible d'influencer l'alliance thérapeutique.

6. Prise en charge et soins des addictions aux substances psychoactives

Elle varie selon la substance et les circonstances. Le traitement spécifique dépend de la drogue utilisée, mais il implique généralement des conseils et parfois l'utilisation d'autres drogues. Un support familial et des groupes de soutien sont utiles pour encourager le toxicomane à cesser la consommation de drogue.

Il peut s'effectuer en ambulatoire dans un dispositif spécialisé ou au sein d'un établissement de soin hospitalier. Dans le cas d'une « continuité des soins » l'étape qui est proposée à l'usager est la réadaptation dans un centre de soin de suite encore appelé « post cure ». Les objectifs de la réadaptation sont de créer une rupture avec l'environnement devenu menaçant et de favoriser en parallèle une vie en groupe afin que l'usager puisse confronter son expérience, sa propre histoire avec celle des autres.

Par ailleurs la réadaptation semble fixer les frontières entre les soins curatifs et la réinsertion sociale, le but étant de rendre possible une anticipation sur la vie sociale et professionnelle De nombreux modèles de prise en charge psychologique existent, celles-ci peuvent se faire en groupe ou en individuel (Lafargue, 2009; Ziani, 2010). Dans le champ des addictions les groupes se multiplient, les psychothérapies de groupe constituent l'une des composantes de l'accompagnement de ces différentes phases de prise en charge. Il faut remarquer que des groupes se développent hors du champ sanitaire. Les principaux modèles de prise en charge de groupe utilisés dans les addictions restent la psychothérapie de soutien d'inspiration analytique et la thérapie cognitive et comportementale (Wagner & Acier, 2017). Ci-dessous quelques exemples d'adaptation de la prise en charge en fonction de la substance.

- **Prise en charge des troubles liés à l'usage d'alcool**

Le traitement d'urgence est nécessaire lorsque les personnes consultent après une consommation très importante d'alcool ou pour des symptômes de sevrage modérés à sévères. Il n'existe aucun antidote spécifique pour l'intoxication aiguë. En cas de suspicion d'alcoolisme chronique, de la thiamine est administrée pour empêcher l'encéphalopathie de Wernicke. Souvent, on ajoute aussi du magnésium (qui aide l'organisme à métaboliser la thiamine) et plusieurs vitamines (pour les carences éventuelles en vitamines) aux liquides(Édition professionnelle du Manuel MSD, 2013). Les médecins prescrivent souvent une benzodiazépine (un sédatif léger) pendant quelques jours pour les symptômes du sevrage alcoolique. Les benzodiazépines peuvent créer une dépendance et ces médicaments sont donc utilisés uniquement à court terme (Édition professionnelle du Manuel MSD, 2013). Des médicaments antipsychotiques sont parfois administrés aux personnes qui présentent une hallucinose alcoolique.

En ce qui concerne la phase de désintoxication et rééducation l'alcool est et tout symptôme de sevrage est traité (Édition professionnelle du Manuel MSD, 2013). Les personnes présentant un trouble alcoolique doivent ensuite apprendre à modifier leur comportement. Sans aide, la plupart des buveurs problématiques rechutent dans les jours ou les semaines qui suivent.

- **Prise en charge des troubles liés à l'usage de tabac**

La prise en charge consiste à traiter les symptômes et arrêt le tabac. Un traitement d'urgence est rarement nécessaire à l'exception des enfants ayant avalés des produits contenant de la nicotine. Les médecins donnent habituellement du charbon activé par voie orale pour absorber les produits restants dans le tractus digestif. On peut administrer un sédatif, tel que le lorazépam, aux enfants très agités. L'arrêt du tabac peut être très difficile et les rechutes sont fréquentes. Pour le sevrage tabagique, il faut :

- Conseils et aide pour modifier son comportement
- Utilisation des substituts nicotiniques
- Utilisation de certains médicaments

Les produits de substitution nicotinique sont disponibles sous de nombreuses formes, notamment en patchs, en gommes à mâcher, en pastilles, en inhalateurs et en sprays nasaux. Il peut s'agir du bupropion, la varénicline, la cytisine (Édition professionnelle du Manuel MSD, 2013). L'utilisation des cigarettes électroniques peut parfois être envisagée dans le cadre d'un programme de sevrage tabagique, bien que les preuves de leur efficacité ne soient pas très solides.

- **Prise en charge des troubles liés à l'usage Cannabinoides synthétiques**

Les traitements standards, qui incluent sédatifs (benzodiazépines) et liquides par voie IV et soins de soutien, sont généralement suffisants(Édition professionnelle du Manuel MSD, 2013). En cas d'élévation dangereuse de la température corporelle (hyperthermie), d'élévation durable du rythme cardiaque ou d'agitation, et d'un taux de créatinine sérique élevé (ce qui suggère la possibilité de problèmes rénaux), les personnes doivent être hospitalisées, et le développement des lésions cardiaques et rénales, ainsi que d'une destruction des tissus musculaires, doit être surveillé.

7. Modèle d'analyse des concepts clés

Concepts	Dimensions	Composantes	Indicateurs
Addictologie	Addictions	Légère	-Désir persistant de SPA -Craving
		Modérée	-Des efforts infructueux pour contrôler l'utilisation du produit -Beaucoup de temps est passé à des activités nécessaires pour obtenir le produit, -Craving -Utilisation répétée du produit
		Sévère	-Désir persistant de SPA -Utilisation répétée -Efforts infructueux -Utilisation du produit malgré des problèmes interpersonnels -Craving -Tolérance
	Substances psychoactives	Stimulants	-Cocaïne -Amphétamine Méthamphétamine -Nicotine -Caféine
		Opiacés	-Héroïne -Morphine -Opium -Demerol

	Dépresseurs	-Alcool -Barbituriques -benzodiazépine -Gamma-hydroxybutyrate (GHB), Rohypnol
	Hallucinogènes	-LSD -Mescaline -Peyoti -Ecstasy -Champignons
Continuité des soins	Continuité des informations	Accès au système de soins	-Présence d'un personnel requis -Communication des circonstances antérieurs et de découverte -Présence d'une comorbidité -Disponibilité du traitement -Durée d'hospitalisation
		Adhérence thérapeutique	-Information suffisante lié au traitement -Maitrise des objectifs du traitement -Absence de difficultés à suivre le traitement
	Continuité relationnelle	Aspects interpersonnels	-Relations familiales -Caractéristique des amis, collègues de travail

		Relation soignant-soigné	-Accès facile au professionnel de santé -Stabilité avec un même intervenant /addictologue
	Continuité d'approche	Fonctionnement de l'équipe de soins	-Collaboration et coopération entre les membres de l'équipe interdisciplinaire -accessibilité à tous les intervenants (bonne relation soignant soigné)
		Complémentarité et cohésion des soins et services entre divers intervenants	-Bonne progression des soins -Satisfaction des demandeurs de soins
Facteurs associés	Facteurs personnels	Données sociodémographiques	-Age -Sexe -Statut professionnel
		Caractéristiques comportementales	-Estime de soi -Capacité de prise de décision -Maitrise des émotions face aux dangers -Bonne gestion du stress -Ambitieux
		Entourage social	-Caractéristiques des amis -Relations familiales

		-Fréquentation d'autres addicts aux SPA -Hobbies
Facteurs liés à l'accès aux soins	Présence d'un personnel requis	-Présence d'un médecin généraliste, addictologue -Présence d'un psychiatrique -Présence d'infirmiers en santé mentale
	Fonctionnement de l'équipe de soins	-Collaboration et coopération entre les membres de l'équipe interdisciplinaire -Accessibilité à tous les intervenants (bonne relation soignant soigné) -Satisfaction des demandeurs de soins
Facteurs environnementaux	Discrimination des demandeurs	-Existence de l'anxiété -Isolement -Abandon des proches
	Préjugés sur les addictions dans la société (soutien social)	-Perception de la maladie par les proches -Prise d'un traitement alternatif -Croyances au traitement de l'hôpital

-Soutien des
proches

Chapitre3 :

CADRE DE L'ETUDE ET APPROCHE METHODOLOGIQUE

Ce chapitre a permis de situer le lieu et la méthodologie de cette étude. Nous avons présenté par ailleurs, le matériel et les méthodes de collecte de données ; la technique d'échantillonnage ; le principe de gestion et d'analyse de données collectées ; la population cible ; les considérations éthiques et les limites de l'étude.

I. PRESENTATION ET JUSTIFICATION DU SITE D'ETUDE

1. Présentation du centre la vie et du centre de soins, d'accompagnement et de prévention en addictologie de l'hopital Jamot

1.1. Historique

L'étude se déroulera dans les deux unités spécialisées de prise en charge en addictologie de la ville de Yaoundé à savoir le centre de soins, d'accompagnement et de prévention en addictologie de l'hôpital central (centre la vie) et de l'hôpital Jamot (service de psychiatrie A). Les centres sont placés sous le pilotage du sous-comité de traitement du CNLD. Les centres sont créés vu la constitution, vu la loi n°97/019 du 07 aout 1997 relative au contrôle des stupéfiants, des substances psychotropes et des précurseurs, et à l'extraction et à l'entraide judiciaire en matière de trafic des stupéfiants, des substances psychotropes et des précurseurs ; vu le décret n°2011/408 du 09 décembre 2011 portant organisation du gouvernement, vu le décret n°2011/410 du 09 décembre 2011 portant formation du gouvernement, vu le décret n°2013/093 du 03 avril 2013 portant organisation du ministère de la santé publique, vu le décret n°92/456/PM du 24 novembre 1992 portant création et organisation du comité national de lutte contre la drogue. Le sous-comité de traitement coordonnant les centres est présidé par le représentant du ministre chargé de la santé publique, et comprend les membres suivants ;

- Un représentant du ministère chargé des affaires sociales et de la condition féminine
- Un représentant du ministère chargé de la communication

- Un représentant du ministre chargé de l'enseignement supérieur
- Un représentant du ministre chargé de la jeunesse et des sports
- Un représentant du ministre chargé de l'éducation nationale

Les centres sont mis auprès des formations sanitaires de 2ème et 3ème catégorie, dans la perspective de mise en place d'un programme commun de traitement et de prévention des addictions.

1.2. Situation géographique

L'hopital Central est un établissement de soins de deuxième catégorie situé en plein cœur de Yaoundé, dans le département du Mfoundi. Il possède plusieurs unités de spécialisations parmi lesquels le centre la vie qui est situé au rez-de-chaussée de l'immeuble abritant la banque de sang. Le centre la vie est une unité spécialisée de prise en charge en addictologie et y travailler nous permettra d'avoir l'échantillon souhaité.

Concernant l'hôpital Jamot, il est situé au quartier Mballa II de Yaoundé et est un établissement de soins de 2ème catégorie. Il possède plusieurs unités spécialisées de prise en charge parmi lesquels le service de psychiatrie A qui est aussi une unité de prise en charge des addictions et comorbidités psychiatriques. Pour atteindre les objectifs de l'étude, une collecte de données y sera également réalisée.

2. Missions des centres de soins, d'accompagnement et de prévention en addictologie

Il existe 19 CSAPA sur l'ensemble du territoire national dont 2 sont à Yaoundé et toujours dans le but de remplir les missions du CNLD, ils sont chargés de :

- La surveillance de l'épidémie d'abus de drogues ou de toute autre substance psychoactive
- La prévention des toxicomanies et autres comportements d'addiction

- La prise en charge globale des personnes ayant une relation de dépendance à l'égard de toute substance ou pratique addictive
- La prévention des addictions sans substances.

Les centres élaborent des plans de travail annuel consolidés, assortis de projets thérapeutiques avec des objectifs et des modalités d'évaluation des actions à entreprendre.

3. Justification du site de l'étude

Les principales raisons qui ont guidé le choix du lieu de recherche se résument en ces lignes :

– Le constat que nous avons fait durant l'exercice de notre profession et nos stages par rapport au décrochage fréquent du réseau de soins des patients addicts aux SPA et à la rareté des patients suivant normalement leur soin dans les CSAPA ;
– Les deux CSAPA sont des structures hospitalières de référence où ce thème de recherche peut être bien creusé ;
– Les CSAPA sont plus accessibles pour les demandeurs de soins en addictologie.

II.   METHODE

Un travail de recherche exige du chercheur une démarche lui permettant d'aboutir à un résultat satisfaisant. Il a été retenu la méthode clinique comme méthode de recherche puisque l'étude sera faite dans un milieu hospitalier et que le but ne serait pas de guérir, ni de poser un quelconque diagnostic, mais de mettre en exergue les facteurs favorisants la continuité des soins en addictologie. C'est dans le même ordre d'idée que Nkoum (2005) considère que le discours de l'autre est important.

1. Type d'étude

Il s'agit d'une étude quantitative, corrélationnelle descriptive à recrutement prospectif. Ceci étant donné que cela a permis d'observer les variables dans leur milieu naturel et d'examiner comment elles varient entre elles afin de décrire les relations entre les variables.

2. Durée de l'étude

L'étude s'est déroulée pendant une durée allant de Décembre 2020 à Décembre 2021.

3. Opérationnalisation des variables

Les variables de l'étude, leur nature, leurs modalités et les différentes dimensions affectées à chacune de ces modalités ont été définies. Ils sont présentés dans le tableau suivant :

Type de variables	Variables	Dimensions	Nature	Modalités
Dépendante	**Continuit é des soins**	-Accès au système -Aspects interpersonnels -Fonctionnement de l'équipe de soins	Nominal	Faible Modérée Forte
Indépendant e	**Facteurs associés**	Facteurs personnels	Echelle/Nomin al /Ordinal	-Données sociodémographiqu es -Comportement de l'individu -Entourage social (Caractéristiques des amis) -Présence d'une comorbidité

Facteurs liés à l'accès aux soins	Nominal	-Durée d'hospitalisation - Disponibilité d'un personnel requis -Relation soignant-soigné -Satisfaction des soins reçu
Facteurs environnementaux	Nominal	-Discrimination des demandeurs -Préjugés de la société

4. Population cible

L'étude a été faite chez les addicts aux SPA demandant des soins au centre la vie et à l'hôpital Jamot (service de psychiatrie A) et étant suivi durant la période d'étude.

5.Echantillonnage

Nous avons effectué un échantillonnage de convenance, car Il consiste à choisir des personnes selon leur accessibilité à un moment précis et répondant à des critères d'inclusion précis.

La taille de l'échantillon renvoie au nombre d'individus que contient cet échantillon (Nkoum, 2016).

Dans le cadre de l'étude, la taille d'échantillon a été obtenu par calculs statistiques de la formule de Cochrane suivante (Dessel,2020) :

$$n = \frac{Z^2 P(1-P)}{d^2}$$

Où
- n = taille minimale de l'échantillon ;
- Z = niveau de confiance à 95% (1,96) ;
- P = 21%, prévalence des addictions sur l'ensemble du territoire national en 2018 (ONSP, 2019);
- d = la précision ou marge d'erreur à 5% (0,05) ;
- Q = Evènement contraire de p(Q=1-P)

En application numérique, la taille minimale de l'échantillon est de 255 individus. Cependant en considérant les projections du nombre de demandeurs de soins annuel dans les deux CSAPA en 2016 et 2017, et le temps de collecte qui est de 4 mois, la taille de la population ajustée est :

nadj= n/(1+[(n-1) /population])

Où :

n= taille minimale de la population

Population = projection de la population mensuelle sur 4 mois dans les deux CSAPA en considérant qu'en 2016 on avait enregistré annuellement 184 demandeurs de soins et 225 en 2017 (ONSP,2019)

En application numérique, la taille ajustée de l'échantillon est de 54 demandeurs de soins. Pour absorber les pertes liées aux enquêtes sur le terrain, nous avons maximisé la taille d'échantillon à 10%. En application numérique, la taille de l'échantillon est n= 59 individus.

Les 59 individus constitueront la taille minimale des demandeurs de soins. Néanmoins, nous avons collecté et retenu 120 demandeurs de soins dans les deux CSAPA.

6. Critères de sélection des participants

- **Critère d'inclusion**

Il a été inclus tous les addicts aux SPA sans distinction de sexe ayant accepté de participer à l'étude et réalisant un suivi dans les lieux d'étude.

- **Critère d'exclusion**

- Il a été exclu les fiches mal remplies.
- Les addicts ayant refusés de participer à cette étude.

7. Outils de collecte des données

Les outils de collecte utilisés : une échelle de continuité des soins développée par Durbin et al (2004), l'échelle d'estime de soi de Rosenberg (1965), l'échelle de stigmatisation de l'usage de drogues illicites de Ahern, Stuber et Galea (2007), l'échelle de soutien social de Sarason et al, version abrégée (1987) et un questionnaire préétabli. Ces échelles ont permis de mesurer le phénomène étudié. Une traduction inversée a été réalisée. L'échelle traduit a été confrontée à l'échelle initiale par les professionnels de santé spécialisés en addictologie, un psychologue, les infirmiers spécialisés en santé mentale pour s'assurer de la similarité et de la validité écologique.

Echelle de continuité des soins : l'échelle de continuité des services de l'Alberta-Santé mentale est une échelle d'auto-évaluation qui évalue la continuité des soins dans les milieux et les fournisseurs. L'étude a examiné la structure, la fiabilité et la validité de la mesure parmi les utilisateurs des programmes communautaires de santé mentale. Les scores saisissaient à la fois les perceptions positives et négatives des soins. Les analyses factorielles ont permis d'élucider 3 composantes de la continuité : l'accès au système, les aspects interpersonnels et le fonctionnement de l'équipe de soins. L'échelle est constituée de 43 items repartis dans les 3 composantes de la continuité.

Echelle d'estime de soi : c'est le test est le plus utilisé pour mesurer le niveau global d'estime de soi. Sa validité est éprouvée et donne une lecture précise de l'estime de soi. Le questionnaire comprend 10 items dont 5 évaluent l'estime de soi positive et 5 évalue l'estime de soi négative. La réponse varie selon une échelle de Likert en quatre point allant de tout à fait en désaccord à tout à fait d'accord.

Echelle de stigmatisation de l'usage de drogues illicites : l'échelle est une mesure de 10 éléments qui évalue les domaines de dévaluation perçue, de l'aliénation, de la discrimination et des réponses à la discrimination et à la stigmatisation. Les items de mesure sont basés sur des ouvrages évaluant les effets sur la santé de ces facteurs de stress dans d'autres populations marginalisées mais ont été modifiés au besoin pour les formuler en termes de la consommation de drogues illicites.

Echelle de soutien social : l'évaluation du soutien social perçu a sera faite à partir du questionnaire de soutien social de Sarason (SSQ6). L'outil permet de façon conjointe d'évaluer le réseau social et le soutien social perçu. Deux aspects complémentaires qui sont tous deux impliqués dans la santé physique comme psychique. Il contient six items avec une échelle de réponse en six points allant de très insatisfait à très satisfait. Le degré de solitude a été évalué à l'aide de l'échelle de solitude de Jong Gierverld. Il permet d'avoir une estimation de la disponibilité du réseau et de la satisfaction du soutien sur une échelle Likert allant de 1 à 6.

8.. Procédure de collecte des données

La passation des outils de collecte a été faite individuellement dans l'enceinte de l'hôpital ou dans leur lieu d'habitation, dans le cas où le participant souhaitait que ce soit ainsi. Pour les participants qui ont eu des difficultés de lecture, les questions leur ont été lues et les réponses reportées sur les formulaires.

9. Analyse des données descriptives

Les données ont été intégrées et analysées en utilisant le logiciel SPSS 20 à l'aide d'une base de données crée au préalable, le logiciel Microsoft Excel 2013 nous a permis de réaliser les figures et tableaux. La normalité des distributions a été étudiée et a permis d'apporter certaines modifications au niveau de l'âge, et du score de soutien social. Ceci pour qu'il y'ait une distribution uniforme de l'échantillon à la population totale. Le seuil de significativité a été atteint pour une valeur P <0,05. L'association des variables et la continuité des soins a été faite à l'aide du rapport de cotes (Odds Ratio) exprimé avec son intervalle de confiance à 95%. Les tests d'ANOVA et test t-de Student ont permis de tester la variabilité du phénomène par rapport aux données sociodémographiques, cliniques et d'accès aux soins permettant d'éclairer sur les deux premiers objectifs de recherche concernant les facteurs personnels et ceux liés à l'accès au système de soins associés à la continuité des soins en addictologie. Une analyse de corrélation de Person a permis de décrire les relations entre les variables d'étude. Le test de régression linéaire a été utilisé afin de mettre en évidence la prédiction du lien entre la continuité des soins, l'estime de soi, le soutien social et la stigmatisation de l'usage de drogues illicites. La réalisation du test a permis d'atteindre le dernier objectif de recherche concernant les facteurs environnementaux associés à la continuité des soins en addictologie.

10. Considération éthique

Avant de débuter l'étude, une autorisation du comité institutionnel d'éthique et de la recherche de l'université Catholique d'Afrique centrale a été obtenue puis une autorisation du comité national de lutte contre la drogue. Il a été également demandé l'accord des responsables des structures concernés. L'étude a été faite dans le strict respect des principes fondamentaux de la recherche scientifique.

11. Plan de publication des résultats de recherche

Pour qu'un travail de recherche soit validé scientifiquement, il est fondamental que ses résultats soient publiés (Nkoum, 2016). Un exemplaire corrigé de ce travail sera déposé à la bibliothèque de l'École des Sciences de la Santé de l'Université Catholique d'Afrique Centrale et au Comité national de lutte contre la drogue.

12. Difficultés rencontrées

La documentation sur l'addictologie n'a pas été facile à retrouver particulièrement concernant les modalités de prise en charge. Il a été noté plusieurs refus de participer chez certains patients vus leur instabilité et agressivité. La faible fréquentation des CSAPA a entravé l'élargissement de la taille de l'échantillon.

13. Limites de l'étude

Malgré la rigueur méthodologique effectuée dans cette étude, il est important de noter quelques limites qu'elle a connue. L'approche étant essentiellement quantitative limite dans une certaine mesure le recueil des informations influençant le processus de suivi en addictologie et le fait que l'étude s'est déroulée dans une seule ville limite dans une certaine mesure la généralisation des résultats obtenus.

Chapitre 4 :
PRESENTATION ET ANALYSE DES RESULTATS

La présente section consiste à mettre en exergue premièrement la description des données sociodémographiques et cliniques des participants. Deuxièmement, cette partie s'articule autour des résultats du processus de validation des différentes échelles, soit l'échelle de continuité de soins, d'estime de soi, de stigmatisation de l'usage de drogues illicites et l'échelle de soutien social. Troisièmement, les facteurs associés au phénomène étudié sont mis en exergue en fonction des caractéristiques des participants. Au cours de l'étude, 150 addicts aux SPA sont identifiés et interrogés au sein des CSAPA de la ville de Yaoundé à propos des facteurs associés à la continuité des soins en addictologie. Nous avons exclu 30 pour fiches mal remplies et donc rendu éligibles 120 demandeurs de soins en addictologie.

I. CARACTÉRISTIQUES GÉNÉRALES DE LA POPULATION ÉTUDIÉE

Les paramètres de tendance centrale et de dispersion ainsi que diverses caractéristiques (sociodémographiques, socioéconomiques, cliniques et d'accès aux soins) des participants seront décrits dans la présente section.

Tableau I: Paramètres de tendance centrale et dispersion

Tendances centrales et de dispersion	Paramètres
Moyenne	25,54
Médiane	23,00
Mode	23
Ecart-type	8,046
Minimum	15
Maximum	51

Le tableau 1 illustre que les participants ont un âge moyen de 25,54± 8,046 avec un maximum de 51 ans et un minimum de 15 ans. La moitié des enquêtés est âgée de 23 ans et cette tranche d'âge est la plus représentée dans l'échantillon.

Tableau II: Caractéristiques sociodémographiques des demandeurs de soins

Sexe	Effectifs	Pourcentage
Masculin	110	91,7
Féminin	10	8,3
Niveau d'éducation	Effectifs	Pourcentage
Primaire	10	8,3
Secondaire	75	62,5
Supérieur	29	24,2
Aucun	6	5,0
Statut Matrimonial	Effectifs	Pourcentage
Marié(e)	8	6,7
Fiancé(e)	5	4,2
Célibataire	93	77,5
En couple	14	11,7
Cadre de vie	Effectifs	Pourcentage
Seul	19	15,8
En famille	96	80,0
Chez des amis	5	4,2

Les participants sont plus de sexe masculin soit 91,7% des cas que féminin soit 8,3% des cas donc un sexe ratio (H/F) de 11,05. Dans le cadre du niveau d'instruction, la majorité des participants ont un niveau secondaire soit 62,5%, des cas et seulement 5% n'ont aucun niveau d'instruction. Pour ce qui est du statut matrimonial, la proportion des célibataires est assez remarquable soit de 77,5% tandis que celle des mariés se situe à 6,7%. Les autres catégories (fiancés, en couple) sont représentées à 15,9%. Aussi, près de 80% des demandeurs de soins en addictologie vivent en famille. Néanmoins notons que 20% d'entre eux vivent seul ou chez des amis. Le tableau 2 donne une représentation de ces résultats.

Tableau III: Caractéristiques socioéconomiques des demandeurs de soins

Profession	Effectifs	Pourcentage
Elève / étudiant	63	52,5
Fonctionnaire	7	5,8
Salarié du secteur privé	7	5,8
Auto emploi	16	13,3
Sans emploi	27	22,5
Niveau socioéconomique	Effectifs	Pourcentage
Pauvre	24	20,0
Niveau moyen	91	75,8
Riche	5	4,2

Bien que 52,5 des participants déclarent être étudiants ou élèves, notons que 22,5% d'entre eux sont sans emploi et 13,3% travaillent par leur propre moyen. Près de 75,8% ont un niveau socioéconomique moyen. Le tableau 3 met en exergue ces résultats.

Tableau IV: Substance la plus consommée et la fréquence de consommation

Substance la plus consommée	Effectifs	Pourcentage
Alcool	7	5,8
Tabac	23	19,2
Cannabis	51	42,5
Tramol	23	19,2
Héroïne	2	1,7
Cocaïne	14	11,7
Fréquence de consommation	Effectifs	Pourcentage
1 fois par mois	16	13,3
2-4 fois par mois	28	23,3
2-3 fois par semaine	32	26,7
4 fois ou plus par semaine	44	36,7

Le tableau 4 illustre que la substance la plus consommée par les addicts aux SPA de cette étude est le cannabis soit dans 42,5% des cas puis vient le tramol dans 19,2% des cas. La consommation de cocaïne n'est non plus rare et est présente dans 11,7% des cas. La fréquence de consommation est encore majorée (4fois ou plus par semaine) chez la plupart des participants soit 36,7%. Seulement 13,3% des cas ont une diminution de consommation à une fois par mois.

Tableau V: Accès et disponibilité des soins

Accès rapide au médecin dès l'arrivée à l'hopital	Effectifs	Pourcentage
Oui	99	82,5
Non	21	17,5
Accès à tous les membres de l'équipe de soin à tout moment	Effectifs	Pourcentage
Oui	95	79,2
Non	25	20,8

La plupart des participants soit près de 82,5% déclarent avoir un accès rapide au médecin et 79,2% d'entre eux ont un accès à tous les membres de l'équipe de soins à tout moment. Le tableau 5 illustre ces résultats.

Tableau VI: Médicaments consommés sous prescription médicale

Type de médicaments prescrits	Effectifs	Pourcentage
Alumine3	1	,8
Artane	2	1,7
Artane_Deroxa_Melex_Tegretol_Haldol	1	,8
Artane_Haldol	1	,8
Artane_Largatil_haldol	2	1,7
Artane_Largatil_Theralene	1	,8
Artane_Melex_Tegretol_Modelate	1	,8
Artane_Spasfon	1	,8
Artane_Tegrotol_Largatil	1	,8
Atarax_Laroxyl_Theralene	1	,8
Aucun	96	80,0
Depakine_Atarax_Bupropion_Hydrochloride	1	,8
Diazepam	1	,8
Haldol	1	,8

Ketamine	1	,8
B_Spasfon_Haldol_Largatil_Artane		
Largatil_Haldol_Deroxat_Artane	1	,8
Magnesium	1	,8
medicament_traditionnel	1	,8
Melex	1	,8
Melex_Atarax_Artane_Diazepam	1	,8
Normadon	1	,8
Psychotherapie	1	,8
Risperidone	1	,8

Les prescriptions médicales dépendent de la présentation clinique de chaque participant et de leur niveau dans les étapes du stade de changement de comportement. Au regard de cela près de 80% des demandeurs n'ont aucune prescription médicamenteuse régulière de la part de leur médecin durant la période de collecte des données. Les médicaments prescrits pour la plupart chez les autres sont : l'Artane qui est un antiparkinsonien appartenant à la famille des anticholinergiques, le Melex qui est un anxiolytique benzodiazépine. Le Tegretol qui est un antiépileptique et possède des propriétés sédatives et régulateur de l'humeur, et l'Haldol qui est un antipsychotique. Le tableau 6 illustre ce résultat.

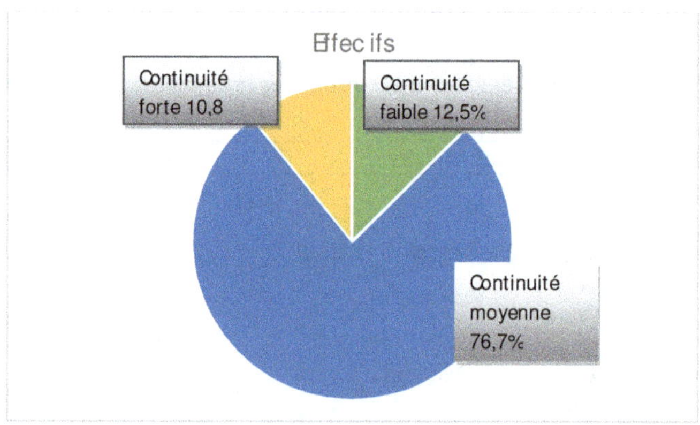

Figure 5:Mesure de la continuité des soins

La figure 5 suivante montre que près de 76,7% des participants ont une continuité moyenne des soins. Notons également que le nombre de demandeurs ayant une continuité faible est non négligeable soit près de 12,5% des cas.

II. Validation des échelles

Les instruments utilisés sont les échelles de continuité des soins développée par Durbin et *al* (2004), l'échelle d'estime de soi de Rosenberg (1965), l'échelle de stigmatisation de l'usage de drogues illicites de Ahern, Stuber et Galea (2007), l'échelle de soutien social de Sarason et al, version abrégée (1987). La validation de ces instruments consiste à une étude de la fiabilité des différentes échelles.

Tableau VII: Analyse de la fiabilité des échelles

Type d'échelle	Nombre d'éléments	Alpha de Cronbach	Statistiques d'échelle		
			Moyenne	Variance	Ecart-type
Échelle de continuité des soins	43	0,8	133,03	252,352	15,886
Échelle d'estime de soi	10	0,32	29,06	13,702	3,702
Échelle de stigmatisation	10	0,72	14,53	5,243	2,29
Échelle de soutien social	6	0,95	26 ;65	64,99	8,06

L'analyse de la fiabilité a donc permis d'étudier les propriétés de l'échelle de continuité des soins. L'alpha de Cronbach est une mesure de la cohérence interne ou fiabilité de l'échelle dont la valeur minimum est comprise entre 0,65 et 0,8 et dont ceux inférieurs à 0,5 sont habituellement inacceptable. Étant donné que le tableau7 montre qu'il est supérieur à 0,7 nous pouvons dire qu'il est acceptable. Les données statistiques de l'ensemble de l'échelle de continuité de soins montrent à travers l'alpha de Cronbach supérieur à 0,7 que les différents items de l'échelle de continuité des soins sont parfaitement corrélés, mesure la même compétence ou caractéristiques.

Les données relatives à l'analyse de la cohérence interne de l'échelle d'estime de soi et de ses dimensions ont été représentées dans le tableau 7. Ainsi, les analyses de la fiabilité révèlent un alpha de Cronbach plutôt faible ($\alpha = 0,32$) pour l'échelle totale et pour les dimensions le constituant.

Le tableau 7 présente une analyse de la fiabilité de l'échelle de stigmatisation de l'usage de drogues illicites et indique un alpha de Cronbach acceptable (supérieur à 0,7). Une analyse de la fiabilité de l'ensemble de l'échelle indique un alpha de Cronbach acceptable compris entre 0,65 et 0,8 donc les différents items de l'échelle de stigmatisation de l'usage de drogues illicites sont parfaitement corrélés, mesure la même caractéristique.

L'analyse de la fiabilité de l'échelle de soutien social comme l'illustre le tableau7, indique un alpha de Cronbach supérieur à 0,7. L'analyse de la fiabilité de l'ensemble de l'échelle de soutien social à travers les différents items de satisfaction indique qu'il mesure la même caractéristique et sont uniformément corrélés.

5. Corrélation entre les échelles totales et les sous-échelles

Tableau VIII: Matrice de corrélation entre les différentes échelles (N=120)

	2	3	4
1.Total échelle de continuité de soin	,263[**]	,327[**]	-0,086
2.Total estimation de soi	1	0,176	-0,012
3.Total échelle de soutien social		1	-,191[*]
4.Total Echelle de stigmatisation			1

Le tableau 8 présente la matrice de corrélation des différentes échelles. Il en ressort qu'il existe une corrélation significative entre le niveau de continuité des soins, l'estime de soi et le soutien social. De plus, il existe une corrélation significative entre le soutien social et le niveau de continuité des soins. Il existe une corrélation significative inverse entre le soutien social et la stigmatisation de l'usage de drogues illicites. En effet, lorsque le niveau de soutien social est élevé, le niveau de stigmatisation de l'usage de drogues illicites est bas.

III. FACTEURS PERSONNELS ASSOCIES A LA CONTINUITE DES SOINS DES ADDICTS AUX SUBSTANCES PSYCHOACTIVES

Il s'agit dans cette partie d'identifier les facteurs personnels associés à la variable d'étude. Cette section donne une réponse au premier objectif de recherche. L'objectif est de déterminer les facteurs personnels associés à la continuité des soins en addictologie chez les demandeurs de soins du Centre la vie et de l'Hopital Jamot de Yaoundé. L'analyse de la variabilité du phénomène porte sur : l'âge, le cadre de vie, le statut matrimonial, le niveau socioéconomique, le type de substance le plus consommé. Aussi, il existe un lien significatif entre le niveau de continuité des soins et le niveau d'estime de soi qui est un facteur personnel chez les participants (confère tableau 12).

1. variabilité de la continuité des soins en fonction de l'âge et du cadre de vie

Tableau IX: Variabilité de la continuité des soins en fonction de l'âge et du cadre de vie

Variables		Population		Variabilité du niveau de continuité des soins					
						IC : 95%			
Noms	Modalités	N	Moyenne	Ecart-type	Minimum	Maximum	F	P
Classe d'âge	Mineur	36	135,61	16,047	95	184	0,919	0,402
	Jeune adulte	67	132,54	16,767	79	195		
	Adulte	17	129,53	11,175	111	150		
Cadre de vie	Seul	19	122,16	12,928	87	146	5,752	0,004
	En famille	96	135,18	15,966	79	195		
	Chez des amis	5	133,20	5,357	126	138		

Une analyse de la variabilité de la continuité des soins en fonction des classes d'âge a été effectuée. Le test de Levene n'est pas significatif, ce qui met en évidence l'homogénéité de la variance ($F_{(2,117)}$ =0,573; P=0,56). Les résultats du test d'ANOVA montre des différences non significatives entre les moyennes des scores de continuité de soins dans les groupes ($F_{(2,117)}$ = 0,919; P= 0,402). Le tableau 12 présente ces résultats.

Une analyse de la variabilité de la continuité en fonction du cadre de vie a également été faite. Le test de Levene n'est pas significatif, ce qui met en évidence l'homogénéité de la variance ($F_{(2,117)}$ = 1,108, P= 0,334). Les résultats du test d'ANOVA montrent des différences entre au moins 2 moyennes des scores de continuité de soins dans les groupes

(F (2,117) = 5,752; P= 0,004). La comparaison des moyennes avec le test de Bonferroni montre que les demandeurs de soins en addictologie vivant en famille ont des niveaux de continuité plus élevés que ceux vivant seul (P=0,003). Les autres comparaisons pairées ne sont pas de différence significative. Le tableau 9 présente ces résultats.

2. Variabilité de la continuité des soins en fonction du statut matrimonial, niveau socioéconomique, type de substances le plus consommées

Tableau X: Variabilité de la continuité des soins en fonction de Statut matrimonial, niveau socioéconomique, type de substances le plus consommées

| Variables | | Pop | Variabilité du niveau de continuité des soins IC : 95% | | | | | |
Noms	Modalités	N	Moy	Ecart-type	Min	Max	F	P
Statut Matrimonial	Marié(e)	8	126,88	14,961	109	150	2,54	0,06
	Fiancé(e)	5	119,4	19,347	87	138		
	Célibataire	93	133,3	15,871	79	195		
	En couple	14	139,64	12,22	117	170		
Niv socioéco	Pauvre	24	125,54	15,814	79	149	3,601	0,03
	Niveau moyen	91	135,09	15,179	108	195		
	Riche	5	131,60	21,220	95	150		
Subt la plus consommée	Alcool	7	147,86	26,391	122	195	4,130	0,002
	Tabac	23	138,04	15,700	117	184		
	Cannabis	51	129,22	13,969	87	155		
	Tramol	23	135,13	11,051	109	155		
	Héroïne	2	152,50	9,192	146	159		

Cocaïne	14	125,07	15,920	79	142

Le tableau 10 présente une analyse de la variabilité de la continuité des soins en fonction du statut matrimonial. Le test de Levene n'est pas significatif, ce qui met en évidence l'homogénéité de la variance ($F_{(3,116)}$ =0,435; P=0,728). Les résultats du test d'ANOVA montre des différences non significatives entre les moyennes des scores de continuité de soins dans les groupes ($F_{(3,116)}$ = 2,540; P= 0,06).

Une analyse de la variabilité de la continuité des soins en fonction du niveau socioéconomique a également été faite. Le test de Levene n'est pas significatif, ce qui met en évidence l'homogénéité de la variance ($F_{(2,117)}$ = 0,229, P= 0,742). Les résultats du test d'ANOVA montrent des différences entre au moins 2 moyennes des scores de continuité des soins dans les groupes ($F_{(2,117)}$ = 3,601; P= 0,03). La comparaison des moyennes avec le test de Bonferroni montre que les addicts aux SPA ayant un niveau socioéconomique moyen ont un niveau de continuité de soins plus élevé que les pauvres (P=0,026). Les autres comparaisons pairées ne sont pas de différence significative. Le tableau 10 présente ces résultats.

De plus, une analyse de la variabilité de la continuité des soins en fonction du type de substances psychoactives la plus consommée a été effectuée. Le test de Levene n'est pas significatif, ce qui met en évidence l'homogénéité de la variance ($F_{(5,114)}$ = 1,716, P= 0,137). Les résultats du test d'ANOVA montrent des différences entre au moins 2 moyennes des scores de continuité de soins dans les groupes ($F_{(2,114)}$ = 4,130; P= 0,02). La comparaison des moyennes avec le test de Bonferroni montre que les demandeurs de soins en addictologie ayant comme SPA la plus consommée l'alcool ont un niveau de continuité de soins plus élevé que ceux ayant comme SPA la plus consommée le cannabis (P=0,037) et ceux ayant comme SPA la plus consommée la cocaïne (P= 0,02). Les autres comparaisons pairées ne sont pas de différence significative. Le tableau 10 illustre ces résultats.

IV. FACTEURS LIÉS À L'ACCÈS AUX SOINS ASSOCIÉS À LA CONTINUITÉ DES SOINS DES ADDICTS AUX SUBSTANCES PSYCHOACTIVES

Tableau XI: Variabilité de la continuité des soins en fonction de l'accès à tous les membres de l'équipe de soins, et l'accès aux médecins

Statistiques de groupe			Test de Levene sur l'égalité des variances		Test-t	P
Accès à tout membre de l'équipe de soins		N	F	Sig		
Total échelle de continuité de soin	Oui	95	,961	,329	,505	,614
	Non	25				
Accès rapide au médecin dès l'arrivée à l'hopital						
Total échelle de continuité de soin	Oui	99	2,874	,093	,781	,437
	Non	21				

Le tableau 11 présente une analyse du test de t de Student pour décrire la variabilité de la continuité des soins en fonction de l'accès à tous les membres de l'équipe de soins et l'accès rapide au médecin dès l'arrivée à l'hopital. Le test de Levene montre une différence non significative de variance des moyennes des données d'accès à tous les membres de l'équipe de soins et l'accès rapide au médecin dès l'arrivée à l'hopital.

V. FACTEURS ENVIRONNEMENTAUX ASSOCIES A LA CONTINUITE DES SOINS DES ADDICTS AUX SUBSTANCES PSYCHOACTIVES

Cette section des résultats donne une réponse au troisième objectif de recherche et partiellement au premier. L'objectif ici est de décrire le lien entre la continuité des soins, l'estime de soi, la stigmatisation de l'usage de drogues illicites et le soutien social par une analyse de régression linéaire.

Tableau XII: Analyse du lien entre l'estime de soi, la stigmatisation de l'usage de drogues illicites et le soutien social dans le modèle prédictif de continuité des soins

Variation prédictive		Δ de R-deux	Coefficients non standardisés
Etape 1	Total estimation de soi		0,914***
Etape 2	Total Echelle de stigmatisation	0,151	-0,25 (ns)
Etape3	Total échelle de soutien social		0,559***

ns : non significatif
*** : significatif au niveau de 0,0001

Il ressort du tableau 12 que la statistique de colinéarité du facteur d'inflation de la valence qui est inférieur à 10 (VIF=1,03), le Durbin-walson compris entre 1 et 3 (valeur =1,9) et le diagnostic des observations du critère (soit 0,95 sont supérieur à 3 en valeur absolue) montrent que les données sont appropriées pour une analyse de régression multiple. L'estime de soi, le soutien social sont significativement associés à la continuité des soins. Nous pouvons dire que l'estime de soi et le soutien social influence à 15% la continuité des soins des participants de l'étude.

Chapitre 5 :
SYNTHESE ET DISCUSSION DES RESULTATS

Pour répondre aux objectifs de la présente étude, une analyse de la fiabilité des échelles a été effectuée. Puis, la mesure de la continuité des soins a permis de se renseigner sur la variabilité de ce phénomène en fonction des caractéristiques sociodémographique et cliniques des participants. Ce chapitre permet d'interpréter les résultats obtenus précédemment, soutenus des écrits et des études antérieures. Cette discussion se présente sur 4 sections principales. La première section décrit les caractéristiques sociodémographiques des participants, en comparaison aux études effectuées afin de mettre en évidence les différents profils des demandeurs de soins en addictologie. La seconde section présente une discussion sur les résultats obtenus lors du processus de validation des échelles utilisées au cours de cette recherche. Dans la troisième section, l'argumentation met en évidence les résultats obtenus après étude des variations du phénomène de la recherche en rapprochement aux études antérieures. Puis, la dernière section présente une discussion qui soutient les résultats sur le lien existant entre les variables de l'étude.

I. CARACTERISTIQUES SOCIODEMOGRAPHIQUES ET CLINIQUES DES ADDICTS AUX SUBSTANCES PSYCHOACTIVES

En confrontant la répartition des informations sociodémographiques des résultats des autres études, et à la distribution populationnelle de cette recherche, fort est de constater que les résultats convergent. En ce qui concerne l'âge, la moyenne qui est de 25,54± 8,046 ans se rapproche des résultats obtenus d'une étude réalisée non seulement au Cameroun (Menick et *al.*, 2012a), mais également dans des pays occidentaux comme la France et l'Australie (Abdoul et *al.*, 2012; Deane et *al.*, 2012b). Pour ce qui est du genre, le sexe masculin prédomine dans cet échantillon. Ce résultat se rapproche des résultats obtenus lors d'une étude réalisé en 2012 à l'hopital Jamot de Yaoundé (Menick et *al.*, 2012a), et celle effectuée en 2015 au CSAPA de Nancy en France (Renard, 2015b). Ceci pourrait s'expliquer par le fait que chez les femmes, les troubles psychiatriques comme la dépression, le trouble de panique et l'état de stress post-traumatique précéderaient le plus vraisemblablement le début d'un trouble d'utilisation de SPA, tandis que chez les hommes, la dépression au moins aurait de grande chance d'être une conséquence de l'utilisation de substances en particulier de cocaïne et d'alcool (Barrault, 2013). La majorité des participants sont célibataires soit 77,5% des cas, vivent en famille (80% des cas) et ont pour niveau d'instruction le secondaire (62,5% des cas). Ces résultats convergent avec ceux d'une étude faite en France (Wagner, 2020), ceci pourrait s'expliquer par le fait que les adolescents et les jeunes adultes sont très concernées par ce problème de consommation de SPA (OFDT, 2020). Environ 22,5% des demandeurs de soins de cette étude sont chômeurs et 75,8% des cas ont un niveau socioéconomique moyen, ce qui se rapproche des résultats obtenus d'une étude menée pour déterminer les profils et évolutions à six mois des patients d'un centre de soins ambulatoires en addictologie (Wagner, 2020).

Aussi, dans 82,5% des cas, nous avons un accès rapide au médecin dès l'arrivée à l'hôpital et dans 79,2% des cas il y'a un accès à tous les membres de l'équipe de soins à tout moment. Ce qui pourrait expliquer le fait que 76,7% des participants ont un niveau moyen de continuité des soins. Ces résultats vont dans le même sens que ceux d'une recherche menée en France dans le but de déterminer les facteurs addictologiques liés à l'adhésion au suivi des patients pris en charge en centre de cure ambulatoire en alcoologie (Renard, 2015a). Egalement, ils vont dans le même sens que ceux d'une étude menée dont le but est de déterminer les Facteurs associés à l'alliance thérapeutique en toxicomanie en tenant compte des effets modérateurs de la judiciarisation et des troubles sévères de santé mentale (Patenaude, 2010). Près de 80% des participants n'ont aucune prescription médicamenteuse régulière de la part de leur médecin, ceci pourrait se justifier par le fait que l'un des piliers de la prise en charge en addictologie est la psychothérapie mais il est malheureusement très rare d'avoir un suivi adéquat dans le monde selon l'ONUDC (2019) soit une personne sur 7.

II. VALIDATION DES ECHELLES

Une analyse de la fiabilité des instruments de mesure utilisés dans ce travail a été faite. Il s'agit précisément d'une analyse de fiabilité des échelles de continuité des soins, d'estime de soi, de stigmatisation de l'usage de drogues illicites et de soutien social qui a été réalisée. Les études antérieures ont permis d'apporter un soutien aux différents résultats obtenus.

1. Validation de l'échelle de continuité des soins

L'échelle de continuité des soins développée par Durbin et al (2004) a permis de mesurer la continuité des soins chez les demandeurs de soins en addictologie. Une étude de la cohérence interne de l'échelle a été réalisée. Cette échelle comporte trois principales composantes. La première composante représente les facteurs liés à l'accès au système de soins, la seconde les aspects interpersonnels et la dernière le fonctionnement de l'équipe de soin. Une étude initiale de l'échelle a été faite afin d'examiner la structure, la disponibilité et la validité de mesure parmi les usagers de programmes communautaires et les conclusions sont positives. En outre, dans le présent travail, l'étude de la fiabilité de cette échelle montre une forte homogénéité des items, avec des corrélations fortes entre les items et l'échelle totale d'une part et en inter-items. Et les coefficients de fiabilité varient entre 0,66 et 0,92, ce qui montre une consistance importante entre les éléments de l'échelle.

2. Validation de l'échelle d'estime de soi

L'échelle d'estime de soi de Rosenberg (1965) est le test le plus utilisé pour mesurer le niveau global d'estime de soi (Delbrouck et al., 2011; Fourchard & Courtinat-Camps, 2013). Sa validité est éprouvée et donne une lecture précise de l'estime de soi. L'estime de soi peut être assimilée à l'affirmation de soi. Le questionnaire comprend 10 items dont 5 évaluent l'estime de soi positive et 5 évalue l'estime de soi négative. L'étude de la fiabilité de cette échelle montre une faible homogénéité des items, avec des corrélations faibles entre les items et l'échelle totale d'une part et en inter-items. Aussi, le coefficient de fiabilité est inférieur à 0,6 ce qui montre une consistance moins importante entre les éléments de l'échelle. Néanmoins, selon Rosenberg en 1965, la fiabilité test-retest est comprise entre 0,82 et 0,88 ; et le coefficient qui mesure l'alpha de Cronbach qui indique de la cohérence interne se situe entre 0,76 et 0,88.

3. Validation de l'échelle de stigmatisation de l'usage de drogues illicites

L'échelle de de stigmatisation de l'usage de drogues illicites de Ahern, Stuber et Galea (2007) est une échelle de 10 éléments qui évaluent les domaines de dévaluation perçue, de l'aliénation, de la discrimination et des réponses à la discrimination et à la stigmatisation. Une étude de la cohérence interne de l'échelle a été réalisée et montre une forte homogénéité des items, avec des corrélations fortes entre les items et l'échelle totale d'une part et en inter-items. Et les coefficients de fiabilité varient entre 0,65 et 0,8 ce qui montre une consistance importante entre les éléments de l'échelle.

4. Validation de l'échelle de soutien social

L'échelle de soutien social de Sarason et al, version abrégée (1987) permet de façon conjointe d'évaluer le réseau social et le soutien social perçu. Deux aspects complémentaires qui sont tous deux impliqués dans la santé physique comme psychique. Le degré de solitude a été évalué à l'aide de l'échelle de solitude de Jong Gierverld. Il permet d'avoir une estimation de la disponibilité du réseau et de la satisfaction du soutien sur une échelle Likert allant de 1 à 6. Une analyse de la fiabilité de l'échelle de stigmatisation de l'usage de drogues illicites indique un alpha de Cronbach acceptable (supérieur à 0,7). Ce qui montre une forte homogénéité des items, avec des corrélations fortes entre les items et l'échelle totale d'une part et en inter-items.

III. FACTEURS PERSONNELS ASSOCIES A LA CONTINUITE DES SOINS DES ADDICTS AUX SUBSTANCES PSYCHOACTIVES

Cette section de la discussion confronte les résultats obtenus après analyse de la variabilité de la continuité des soins en fonction des caractéristiques sociodémographiques et clinique des participants à ceux des études antérieures.

1. Variabilité de la continuité des soins en fonction de l'âge et du cadre de vie

Une analyse de la variabilité de la continuité des soins en fonction de l'âge a été effectuée et montre que l'âge n'influence pas le niveau de continuité des soins chez les demandeurs de soins en addictologie. Ce résultat diverge de celui menée dans le CSAPA alcool de Nancy en France où le groupe de patients plus âgés a une probabilité plus importante d'être adhérent à un an et demi au suivi (Renard, 2015a). Ce résultat pourrait s'expliquer par le fait que les patients plus âgés peuvent être plus susceptibles d'assister au suivi planifié en raison de la nature de leur problème de santé chronique et de sa longue durée. Ils sont plus attentifs à leur santé et ont suffisamment de temps libre par rapport aux jeunes adultes (Mclean et *al.*, 2014).

Les résultats montrent que le cadre de vie est significativement relié à la continuité des soins en addictologie (F (2,117) = 5,752; P= 0,004). Par ailleurs, les demandeurs de soins en addictologie vivant en famille ont des niveaux de continuité plus élevés que ceux vivant seul (P=0,003). Ces résultats sont sensiblement similaires à ceux obtenus d'une étude centrée sur les connaissances actuelles concernant les facteurs environnementaux, familiaux et plus précisément les facteurs de protection, de risque et d'adaptation de l'environnement familial face à la consommation de SPA à l'adolescence (Bellon-Champel & Varescon, 2017a). Ceci pourrait s'expliquer par le fait qu'une supervision parentale satisfaisante serait davantage représentée au sein des familles organisées selon un ensemble de règles claires et présentant un faible niveau de conflits familiaux. L'ensemble de ces éléments aurait un impact positif sur l'adolescent ; il serait soumis à moins de stress, diminuant ainsi son engagement dans des conduites à risque telles que l'expérimentation ou la consommation de substances psychoactives.

2. Variabilité de la continuité des soins en fonction de Statut matrimonial, niveau socioéconomique, type de substances le plus consommé

Le niveau socioéconomique influence le niveau de continuité des soins des demandeurs de soins en addictologie de cette étude (F (2,117) = 3,601; P= 0,03). En outre, les participants ayant un niveau socioéconomique moyen ont un niveau de continuité de soins plus élevé que les pauvres (P=0,026). Ceci pourrait se justifier par le fait que les participants du niveau moyen ont plus de possibilité de payer continuellement leur soin que les pauvres.

De plus, le type de substances psychoactives la plus consommée influence significativement le niveau de continuité des soins en addictologie (F (2,114) = 4,130; P= 0,02). Les demandeurs de soins en addictologie ayant comme SPA la plus consommée l'alcool ont un niveau de continuité de soins plus élevé que ceux ayant comme SPA la plus consommée le cannabis (P=0,037) et ceux ayant comme SPA la plus consommée la cocaïne (P= 0,02). Ces résultats vont dans le même sens que ceux d'une étude menée en Australie qui révèle que les individus étaient plus susceptibles d'abandonner le suivi du traitement au bout de 3 mois si au moment de l'admission, leur principal SPA était une autre drogue que l'alcool (Deane et al., 2012a). Également, d'autres études antérieures révèlent que le cannabis apparait comme un facteur de risque de rupture de suivi, le fait de consommer de la cocaïne/amphétamine est négativement associé à l'alliance thérapeutique globale et plus particulièrement ; à la capacité du client à établir un consensus avec le thérapeute en ce qui concerne les stratégies de travail à adopter et la consommation de cannabis est liée à un moins grand engagement dans la thérapie (Deane et al., 2012a; Patenaude, 2010; Renard, 2015a; Wagner & Acier, 2017).

IV.FACTEURS LIES A L'ACCES AUX SOINS ASSOCIES A LA CONTINUITE DES SOINS DES ADDICTS AUX SUBSTANCES PSYCHOACTIVES

Une analyse du test de t de Student pour décrire la variabilité de la continuité des soins en fonction de l'accès à tous les membres de l'équipe de soins et l'accès rapide au médecin dès l'arrivée à l'hôpital a été effectuée. Le test de Levene montre une différence non significative de variance des moyennes des données d'accès à tous les membres de l'équipe de soins et l'accès rapide au médecin dès l'arrivée à l'hôpital. Ces résultats divergent de ceux d'une étude menée en France qui postule sur le fait que plus les usagers sont satisfaits des services reçus, meilleure serait la qualité de l'alliance thérapeutique développée avec leur thérapeute (Patenaude, 2010). Plus spécifiquement, les usagers plus satisfaits sont plus engagés dans la thérapie individuelle, ont plus de facilité à établir un consensus à propos des stratégies de travail et considèrent le thérapeute comme plus compréhensif et impliqué. Cette différence de résultat pourrait s'expliquer par le fait que l'étude a pris en compte l'alliance thérapeutique qui est mesuré différemment par rapport à la continuité des soins. Aussi, bien que selon l'OMS, l'accès aux soins est la capacité des personnes à recevoir des soins quand ils sont nécessaires et au bon endroit ; il a plusieurs composantes manipulées différemment dans les instruments utilisés selon les recherches.

V.FACTEURS ENVIRONNEMENTAUX ASSOCIES A LA CONTINUITE DES SOINS DES ADDICTS AUX SUBSTANCES PSYCHOACTIVES

La prise en charge en addictologie varie en fonction de la substance psychoactive consommée. Le traitement des troubles de toxicomanie est encore bien complexe et comprend plusieurs éléments allant de la désintoxication aigue, la prévention et prise en charge du sevrage, arrêt (ou rarement réduction de l'utilisation), maintien de l'abstinence. Les différentes phases de traitement sont gérées par des médicaments et/ou des conseils, et du soutien mais plusieurs obstacles intrinsèques ou environnementaux chez les demandeurs de soins en addictologie peuvent influer sur le processus de suivi des soins (Édition professionnelle du Manuel MSD, 2013). Bien que de nombreuses études aient analysé les facteurs prédictifs de suivi en addictologie, les facteurs d'adhésion ou d'alliance thérapeutique en addictologie, la relation avec les variables d'estime de soi, de stigmatisation de l'usage de drogues illicites et de soutien social n'est pas toujours claire et ne mesure pas toutes les composantes du processus de continuité des soins. Dans cette étude, une analyse corrélationnelle, puis de régression linéaire hiérarchique ont permis de montrer le lien entre le niveau de continuité des soins, l'estime de soi, la stigmatisation de l'usage de drogues illicites et le soutien social. Il en ressort que le niveau d'estime de soi et de soutien social influence le niveau de continuité des soins des participants. De plus, Il existe une relation inverse entre le soutien social et la stigmatisation de l'usage de drogues illicites; lorsque le niveau de soutien social est élevé, le niveau de stigmatisation de l'usage de drogues illicites est bas. Des études antérieures ont montré que 59% des consultants présentent des troubles anxieux , 28% d'entre eux présentent une symptomatologie dépressive et une association entre le fait d'avoir personnellement tenté d'arrêter le cannabis (P= 0,04) et le suivi des soins (Abdoul et *al.*, 2012). De même, les sujets à la fois anxieux et dépressif ont deux fois plus de risque d'interrompre le suivi que les autres patients ayant des troubles liés à la consommation d'alcool (Louis, 2015). L'existence d'un antécédent psychiatrique est un facteur de risque d'arrêt prématuré du suivi (Fleury, 2015) et plusieurs facteurs familiaux influence la consommation et le suivi en addictologie (Bellon-Champel & Varescon, 2017a).

La divergence de résultats obtenus pourrait résider dans le fait que les études menées avaient des limites dans l'ensemble des données psychométriques, des instruments de mesure. Ces limites auraient des répercussions sur les résultats obtenus. Ainsi, les personnels de sante pourrait utiliser une approche qui permet d'évaluer le niveau d'estime de soi et le niveau de satisfaction du soutien social perçue qui est influencé aussi par le niveau de stigmatisation de l'usage de drogues illicites.

CONCLUSION

En somme, cette recherche a eu pour objectif l'étude des facteurs associés à la continuité des soins des addicts aux substances psychoactives demandant des soins au Centre la vie et à l'Hôpital Jamot de Yaoundé. Cet objectif a été formulé en partant de l'hypothèse selon laquelle la continuité des soins peut être associée à des facteurs personnels, ceux liés à l'accès aux soins et ceux environnementaux.

La première hypothèse secondaire selon laquelle la continuité des soins en addictologie est associée à l'âge, le statut matrimonial, le cadre de vie, le niveau socioéconomique, le comportement de l'individu (estime de soi) et le type de substances consommées a été vérifiée. En effet, après validation des échelles utilisées sur un échantillon de 120 participants, l'hypothèse a été confirmé au niveau du cadre de vie, du niveau socioéconomique, du type de substances le plus consommé et de l'estime de soi.

La deuxième hypothèse qui propose que la continuité des soins en addictologie soit liée à l'accès rapide au médecin et l'accès à tous les membres de l'équipe de soins à tout moment a été rejetée.

La troisième hypothèse selon laquelle la continuité des soins en addictologie est associé à la stigmatisation/discrimination et au soutien social des participants a été confirmé au niveau du soutien social et il a été mis en évidence une relation inverse entre le niveau de soutien social et celui de la stigmatisation de l'usage de drogues illicites. Cela a été possible en utilisant les tests d'ANOVA et le test-t de Student pour étudier la variabilité ; et la corrélation entre les variables a été testées. Un lien est donc retrouvé entre le niveau de continuité des soins, le niveau d'estime de soi et le niveau de soutien social. Ces résultats ont été obtenus en effectuant un test de régression linéaire.

Ainsi, les résultats de cette étude indiquent que l'orientation d'un protocole de prise en charge en addictologie prenant en compte le cadre de vie, le type de substance le plus consommée, le renforcement de l'estime de soi ; la sensibilisation sur l'importance de la satisfaction des demandeurs de soins de cette étude du soutien social perçu et de la non-discrimination des usagers de drogues illicites favoriseraient un bon niveau de continuité des soins dans les CSAPA. Malgré les limites que présente cette étude, elle a été l'une des rares à avoir adapté d'après la recherche documentaire effectuée sur les bases de données Google scholar et PubMed, un outil de mesure de la continuité des soins en addictologie au Cameroun. Mais des études supplémentaires permettraient de généraliser les résultats dans notre contexte.

SUGGESTIONS

Pendant la phase d'enquête, plusieurs obstacles ont été rencontrées dans les différents CSAPA de collecte de données. Ces difficultés ont constitué des freins direct ou indirect à la collecte des informations chez les demandeurs de soins. Chaque difficulté a été étudiée en y associant une ou plusieurs causes possibles, des suggestions pouvant y pallier et enfin les acteurs concernés dans la mise en place d'interventions adaptées contre ces obstacles.

Tableau XIII: présentation des suggestions/ solutions aux difficultés liées à l'enquête

PROBLEMES RENCONTRES	CAUSES	SUGGESTIONS	ACTEURS CONCERNES
Manque de disponibilité du personnel requis	-insuffisance des psychiatres - insuffisance des personnels formés à cet effet	-Affecter de nouveaux personnels spécialisés au programme -Augmentation des séances de recyclage des personnels en matière de prise en charge en addictologie - valoriser davantage la formation des addictologues	-Le MINSANTE - CNLD -faculté de médecine

Accès difficiles aux données des CSAPA	Absence d'une base de données adéquate	Promouvoir la conceptualisation d'une base de données adéquate accessible à tous les CSAPA	CNLD
Difficultés de compréhension de la prise en charge des addictions dans les CSAPA	Inaccessibilité d'un protocole standard de prise en charge des addictions dans les CSAPA	-Promouvoir la conceptualisation d'un protocole de prise en charge et sa généralisation dans toutes les CSAPA -Promouvoir les recherches en addictologie	MINSANTE CNLD Chercheurs dans le domaine de la santé
Manque d'équipements des CSAPA	Budget de fonctionnement insuffisant	Augmenter les fonds alloués au programme	MINSANTE ONG

REFERENCES BIBLIOGRAPHIQUES

Abdoul, H., Le Faou, A.-L., Bouchez, J., Touzeau, D., & Lagrue, G. (2012). Facteurs prédictifs de suivi des jeunes fumeurs de cannabis consultant pour sevrage. L'Encéphale, 38(2), 141–148.

Azuar, J. (2013). Caractérisation et devenir des patients alcoolodépendants hospitalisés par les urgences en service de médecine à orientation addictologique [Thèse de doctorat] Université Paris Descartes.

Barrault, M. (2013). Spécificités des problèmes d'utilisation de substances chez les femmes. Psychotropes, 19(3), 9–34.

Bellon-Champel, L., & Varescon, I. (2017a). Environnement familial et consommation de substances psychoactives à l'adolescence : facteurs de vulnérabilité et d'adaptation. Annales Médico-Psychologiques, Revue Psychiatrique, 175(4), 313‑319. Repéré à https://doi.org/10.1016/j.amp.2015.0 6.005

Bellon-Champel, L., & Varescon, I. (2017b). Environnement familial et consommation de substances psychoactives à l'adolescence: facteurs de vulnérabilité et d'adaptation. Annales Médico-psychologiques, revue psychiatrique, 175, 313–319.

Binder, P. P. (s. d.). Evaluation de l'Addiction : DSM-5. 8.

Blaise, M., Grégoire, M., & Valleur, M. (2017). Addictions à l'héroïne, à la cocaïne, au cannabis et autres substances illicites. EMC–Psychiatrie, 14(4), 1–18.

Critères du DSM-5 - Portico. (2013). Repéré à https://www.porticonetwork.ca/fr_C A/web/fundamentals-addiction-toolkit/introduction/dsm-critieria

Deane, F. P., Wootton, D. J., Hsu, C.-I., & Kelly, P. J. (2012a). Predicting dropout in the first 3 months of 12-step residential drug and alcohol treatment in an Australian sample. Journal of studies on alcohol and drugs, 73(2), 216–225.

Deane, F. P., Wootton, D. J., Hsu, C.-I., & Kelly, P. J. (2012b). Predicting dropout in the first 3 months of 12-step residential drug and alcohol treatment in an Australian sample. Journal of studies on alcohol and drugs, 73(2), 216–225.

Delbrouck, M., Vénara, P., Goulet, F., & Ladouceur, R. (2011). Annexe 14. Échelle d'estime de soi. Oxalis, 397‑398.

Dessel, G. V. (2020). La taille d'échantillon optimale. CheckMarket. Repéré à https //fr.checkmarket.com/kb/comment-calculer-la-taille-d-echantillon/.

Fondation canadienne sur la recherche des services de santé. (2002). Dissiper confusion: concept et mesure de la continuité des soins. Repéré à http://catalogue.iugm.qc.ca/geidefile/dissiper_confusion.pdf?archive=1910113 91929&file=dissiper+confusion_pdf

Édition professionnelle du Manuel MSD. (2013). Repéré à https://www.msd manuals.com/fr/professional

El Omari, F., Sabir, M., & Toufiq, J. (2013). L'usage de drogues auprès des élèves marocains. Rapport MedSPAD.

Félicien, N. E., Estelle, W. K., Firmin, A., & Christian, T. (2017). Facteurs Favorisant la Consommation des Boissons Alcoolisées par les Étudiants des Campus Universitaires au Cameroun. 18, 5.

Fleury, A. (2015). Profil médico-social des patients ayant consulté au centre d'addictologie de Mayotte en 2015 pour usage de nouveaux produits de synthèse, une étude rétrospective [PhD Thesis]. Université de Bordeaux.

Fourchard, F., & Courtinat-Camps, A. (2013). L'estime de soi globale et physique à l'adolescence. Neuropsychiatrie de l'Enfance et de l'Adolescence, vol.61(n°6), 333-339. Repéré à https://doi.org/10.1016/j.neurenf.2013.04.005

Gilbert, A. (2014). La continuité des soins psychiatriques en sortie d'hospitalisation pour les personnes en situation de grande précarité. Etat des lieux dans l'agglomération toulousaine [PhD Thesis]. Université Toulouse III-Paul Sabatier.

Institut national d'excellence en santé et services sociaux. (2019). Evaluation du continuum des soins et services aux aines. Repéré à https://www.inesss.qc .ca/fileadmin/doc/INESSS/Rapports/ServicesSociaux/INESSS_Evaluation_con tinuum_aines.pdf

Karila, L., & Benyamina, A. (2019). Addictions. Revue des maladies respiratoires, 36(2), 233–240.

Lafargue, b. (2009). Le dispositif de prise en charge et de soins en addictologie dans le departement de lot et garonne: apport du projet medical de territoire et perspectives.

Leouzon, H., Alexandre, J.-M., Fatséas, M., & Auriacombe, M. (2019). L'addiction aux jeux vidéo dans le DSM-5, controverses et réponses relatives à son diagnostic et sa définition. Annales Médico-Psychologiques, Revue Psychiatrique, 177(7), 610-623. https://doi.org/10.1016/j.amp.2019.03.013

Louis, P. (2015). Quels sont les facteurs prédictifs d'arrêt de suivi en alcoologie? Impact de l'anxiété et de la dépression. Etude pilote [PhD Thesis]. Université de Lorraine.

Mve, O, UL. (2006). La consommation d'alcool en milieu scolaire : cas de la ville de Yaoundé [Thèse] ISSEA. Repéré à https://www.memoireonline.com/09/10/3

935/La-consommation-dalcool-en-milieu-scolaire--cas-de-la-ville-de-Yaounde.html

Menick, D. M., Mviena, J. L. M., & Benguile, B. (2012a). Addictions chez l'Africain en milieu hospitalier: bilan de 39 mois à la clinique psychiatrique de l'hôpital Jamot de Yaoundé. Perspectives Psy, 51(1), 54–62.

Menick, D. M., Mviena, J. L. M., & Benguile, B. (2012b). Addictions chez l'Africain en milieu hospitalier : bilan de 39 mois à la clinique psychiatrique de l'hôpital Jamot de Yaoundé. Perspectives Psy, 51(1), 54‑62. Repéré à https://doi.org /10.1051/ppsy/2012511054

Mondiale de la Santé, A. (2016). Le problème mondial de la drogue sous l'angle de la santé publique, y compris dans le contexte de la session extraordinaire de l'Assemblée générale des Nations Unies sur le problème mondial de la drogue qui s' est tenue en avril 2016: rapport du Secrétariat. Organisation mondiale de la Santé.

Munch, G., & Touzeau, D. (2013). Les addictions selon le DSM-5. 2.

Nikiéma, L., Kouanda, S., Seck, I., Tiendrebéogo, S., Ouédraogo, H. G., Yaméogo, M., Méda, B., Doulogou, B., Guissou, I., & Sondo, B. (2011). Consommation des psychotropes en milieu scolaire, au Burkina Faso: Prévalences et facteurs de risque. Sci Tech Sci Santé, 34(1‑2), 65–82.

Ntone, F., Kamgueng, E. W., Ankouane, F., Tzeuton, C., & Sida, M. B. (2017). Facteurs Favorisant la Consommation des Boissons Alcoolisées par les Étudiants des Campus Universitaires au Cameroun. Health sciences and disease, 18(3).

Office des Nations Unies contre la drogue et le crime. (2019). Rapport mondial sur les drogues. Repéré à https://www.unodc.org/unodc/fr/frontpage/2019/June/wo rlddrug-report-2019_-35-million-people-worldwide-suffer-from-drug-use-disorders-while-only-1-in-7-people-receive-treatment.html

Patenaude, C. (2010). Facteurs associés à l'alliance thérapeutique en toxicomanie: effets modérateurs de la judiciarisation et des troubles sévères de santé mentale. plan_addictions_2007_2011.pdf. (2006).Repéré à https://solidarites-sante.gouv.fr/img/pdf/plan_addictions_2007_2011.pdf

Plancke, L., Amariei, A., Danel, T., Benoît, E., Chantelou, M.-L., & Vaiva, G. (2009). Les facteurs qui influencent la consommation intensive et régulière de médicaments psychotropes. Therapies, 64(6), 371–381.

Produits et addictions, vue d'ensemble - OFDT. (2020). Repéré à https://www.ofdt.fr/produits-et-addictions/vue-d-ensemble/

Rapport de suivi des 100 indicateurs clés en 2019.pdf. (2019). Repéré à http://onsp.minsante.cm/sites/default/files/publications/217/Rapport%20de%20suivi%20des%20100%20indicateurs%20cl%C3%A9s%20en%202019.pdf

Renard, M. (2015a). Facteurs addictologiques liés à l'adhésion au suivi, de patients pris en charge en centre de cure ambulatoire en alcoologie [PhD Thesis]. Université de Lorraine.

Renard, M. (2015b). Facteurs addictologiques liés à l'adhésion au suivi, de patients pris en charge en centre de cure ambulatoire en alcoologie [PhD Thesis]. Université de Lorraine.

Manuels MSD. (20013). Troubles liés à l'usage de substances - Troubles mentaux. Repéré à https://www.msdmanuals.com/fr/accueil/troubles-mentaux/troubles-li%C3%A9s-%C3%A0-1%E2%80%99usage-de-substances/troubles-li%C3%A9s-%C3%A0-1-usage-de-substances

Wagner, V. (2020). Profils et évolutions à six mois des patients d'un centre de soins ambulatoires en addictologie. Comprendre le changement : une histoire de trajectoire (s) et de temps. Bulletin de psychologie, 3, 209–212.

Wagner, V., & Acier, D. (2017). Étude des départs prématurés de patients admis en addictologie. Alcoologie et Addictologie, 39(4), 340–349.

Ziani, S. (2010). Prise en charge des addictions et groupe de thérapie communautaire. [Thèse de Master] Université de Provence-Aix-Marseille.

ANNEXES

<u>**Annexe 1**</u>

<u>**Fiche de questionnaire**</u>

Titre de l'étude : Facteurs associés à la continuité des soins des addicts aux substances psychoactives demandant des soins au centre la vie et à l'hôpital Jamot de Yaoundé

N° d'inclusion : ☐ ☐ ☐

<u>**Partie A**</u> **: Identification**

1- Initiale du nom
2- Age
3- Sexe   M☐   F☐

<u>**Partie B**</u> **: Information sociodémographiques**

<u>Questions</u>	<u>Réponses</u>
1) **Niveau d'éducation**	**a)** Primaire **b)** Secondaire **c)** Supérieur d) Aucun
2) **Statut matrimonial**	a) Mariée b) Fiancée c) Célibataire d) En couple
3) **Profession**	a) Elève/ Etudiant b) Fonctionnaire c) Salaire du secteur d) Auto emploi e) Sans emploi e) Autre :

<u>**Partie C**</u> : Mode de vie

1) **Cadre de vie du sujet :** **Avec qui vivez-vous ? :**	**a)** Seul **b)** Parents **c)** Oncle /tante **d)** Cousin **e)** Ami f) Autre : laquelle
2) **Moyens socioéconomiques : Considérez-vous votre famille ou toi-même comme :**	**a)** Pauvre **b)** Niveau économique moyen **c)** Riche (à l'abri de besoin)
3) **Quel type de drogues consommez-vous le plus ?**	a) Cigarette b) Tramol c) Chicha/ tabac d) Cannabis e) Héroïne f) Cocaïne g) Autres (préciser)
4) **Combien de fois prenez-vous des produits contenant de la drogue ?**	a) 1fois par mois b) 2-4fois par mois c) 2-3 fois par semaine d) 4 fois ou plus par semaine
5) **Avez-vous pu rencontrer un médecin rapidement à votre arrivée à l'hopital ?**	a) Oui b) Non
6) **Avez-vous accès à tous les membres de l'équipe de soin à tout moment ?**	a) Oui b) Non
7) **Quels sont les médicaments que vous prenez actuellement ?**	

Echelle de continuité des soins

Items	Très en désaccord	Désaccord	Pas sûr	Accord	Très d'accord
1- On m'avait demandé ce que je voulais en dehors de mon traitement					
2- Je ne me sens pas impliqué dans les décisions au sujet de mon traitement					
3- Mon traitement convient avec mes besoins					
4- Je ne suis pas soigné comme une personne dans les services de santé mentale					
5- Mes rendez-vous peuvent être plus souvent si je fais le pire					
6- Mon cas est régulièrement contrôlé pour voir si ça marche					
7- J'ai dû répéter mon histoire chaque fois que j'ai besoin d'aide					
8- J'ai été traité avec dignité et respect					
9- Mon cas ne change pas quand mes soins changent					
10- Je ne sais pas là ou j'irais si j'ai besoin de l'aide					
11- Je dois m'occuper des programmes d'un nombre confus					
12- J'ai été incapable de payer mes médicaments quand j'étais déjà hors de l'hopital					
13- Je ne suis pas sûr que mon psychiatre puisse m'admettre lorsque j'ai besoin d'être à l'hopital					
14- On n'a refusé de m'admettre à un certain nombre de programmes et j'étais incapable de comprendre pourquoi					
15- Je peux revenir chez mon soignant primaire que je sois malade ou en bonne santé					
16- Mon premier soignant me demande plus que mes symptômes					
17- Je crois que mon premier soignant se soucis au sujet de ce qui m'arrive					
18- Je peux compter sur mon soignant pour m'aider quand j'ai besoin					
19- Je ne suis pas capable de voir mon premier soignant plus rapidement quand j'ai besoin					
20- Mon premier soignant a appelé pour qu'on me contrôle					
21- Il me semble que je ne puisse pas aller de service en service					
22- Il n'y a aucun endroit pour se renseigner au sujet des services disponibles					
23- Je peux facilement me rendre au service dont j'ai besoin					
24- Il me semble ne pas y avoir de lien d'un service à l'autre					
25- J'ai été capable d'avoir des services/soins dans ma propre communauté					
26- Si je m'engage dans les problèmes de santé je peux avoir des soins même au milieu de la nuit					
27- Les soins dont j'ai besoin ne sont pas là					
28- Aussi longtemps que j'ai été dans les soins, ma vie est devenue plus satisfaisante					

29- Je serais capable de changer de soignant au cas où les choses ne vont pas bien					
30- Mon soignant connait tout au sujet de tous les différents soins disponibles					
31- Mes annotations ne semblent jamais être disponible au nouveau soignant que je vois					
32- Mon équipe de soin m'a encouragé d'assumer la responsabilité pour mon propre cas					
33- Mon équipe de soin comprend des gens de différentes compétences					
34- Ceux qui sont impliqué dans mon cas ne semble pas se parler l'un l'autre					
35- Tout le monde semble travailler ensemble pour moi					
36- On me contacte pour me rappeler mes rendez-vous					
37- Mon programme est en contact avec mon médecin de famille					
38- Mon équipe de soin inclue ma famille ou tout autre membre lorsqu'on planifie mon traitement					
39- Ma famille ou tout autre membre a été confus au sujet de ce qui m'arrive					
40- Après ma libération je devais attendre longtemps avant qu'on m'ait vu dans le programme communautaire					
41- Mon premier soignant a gardé contact même quand j'étais allé à l'hopital					
42- Après ma libération, je me suis senti comme si je n'avais aucun soin en dehors de l'hopital					
43- Mon psychiatre de l'hopital fit tout son possible pour s'assurer que j'étais lié à un traitement continu après ma libération					

Echelle d'estime de soi de Rosenberg

Items	Tout à fait en désaccord	Plutôt en désaccord	Plutôt en accord	Tout à fait en accord
1- Je pense que je suis une personne de valeur, au moins égale à n'importe qui d'autre				
2- Je pense que je possède un certain nombre de belles qualités				
3- Tout bien considéré, je suis porté à me considérer comme un raté				
4- Je suis capable de faire les choses aussi bien que la majorité des gens				
5- Je sens peu de raisons d'être fier de moi				
6- J'ai une attitude positive vis à vis de moi-même				
7- Dans l'ensemble je suis satisfait de moi				
8- J'aimerais avoir plus de respect pour moi-même				
9- Parfois je me sens vraiment inutile				
10- Il m'arrive de penser que je suis un bon à rien				

Échelle de stigmatisation de l'usage de drogues illicites

Items	Oui	Non
1- Est-ce que certains de vos amis vous ont rejeté parce que vous consommez de la drogue ?		
2- Certains membres de votre famille vous ont-ils rejeté parce que vous consommez de la drogue ?		
3- Avez-vous été empêché d'obtenir des soins médicaux parce que vous consommez des drogues ?		
4- N'avez-vous pas obtenu de logement parce que d'autres personnes savent que vous consommez de la drogue ?		
5- Évitez-vous parfois les gens parce que vous pensez qu'ils pourraient vous mépriser parce que vous consommez de la drogue ?		
6- Avez-vous l'impression de devoir faire vos preuves parce que vous consommez de la drogue ?		
7- Avez-vous honte de consommer de la drogue ?		
8- La plupart des gens pensent que quelqu'un qui consomme de la drogue est dangereux		
9- La plupart des gens pensent que quelqu'un qui consomme de la drogue n'est pas une bonne personne		
10- La plupart des gens pensent que quelqu'un qui consomme de la drogue n'est pas fiable		

Le SSQ6 (Social Support Questionnaire) de I.G.

Instructions :

Les questions suivantes concernent les personnes de votre environnement qui vous procurent une aide ou un soutien. Chaque question est en deux parties :

Dans un premier temps, énumérez toutes les personnes (à l'exception de vous-même) en qui vous pouvez compter pour une aide ou un soutien dans la situation décrite. Donnez les initiales de la personne et le lien que vous avez avec elle (voir exemple). A chaque numéro doit correspondre une seule personne.

Dans un second temps, entourez la réponse correspondant à votre <u>degré de satisfaction</u> par rapport au soutien obtenu.

1-Quelles sont les personnes disponibles en qui vous pouvez réellement compter quand vous avez besoin d'aide ? (N1)

Aucune personne	1)	4)	7)
	2)	5)	8)
	3)	6)	9)

Quel est votre degré de satisfaction par rapport au soutien obtenu ? (S2)

1. Très Insatisfait　　2. Insatisfait　　3. Plutôt insatisfait　　4. Plutôt satisfait　　5. Satisfait　　6. Très satisfait

2-En qui pouvez-vous réellement compter pour vous aider à vous sentir plus détendu lorsque vous êtes sous pression ou crispé ? (N2)

Aucune personne	1)	4)	7)
	2)	5)	8)
	3)	6)	9)

Quel est votre degré de satisfaction par rapport au soutien obtenu ? (S2)

1. Très Insatisfait　　2. Insatisfait　　3. Plutôt insatisfait　　4. Plutôt satisfait　　5. Satisfait　　6. Très satisfait

3-Qui vous accepte tel que vous êtes, c'est-à-dire avec vos bons et mauvais côtés ? (N3)

Aucune personne   1)   4)   7)

                             2)   5)   8)

                             3)   6)   9)

Quel est votre degré de satisfaction par rapport au soutien obtenu ? (S3)

1. Très insatisfait   2. Insatisfait   3. Plutôt   4. Plutôt satisfait
5. Satisfait   6. Très satisfait   insatisfait

4. En qui pouvez-vous réellement compter pour s'occuper de vous quoiqu'il arrive ? (N4)

Aucune personne   1)   4)   7)

                             2)   5)   8)

                             3)   6)   9)

Quel est votre degré de satisfaction par rapport au soutien obtenu ? (S4)

1. Très insatisfait   2. Insatisfait   3. Plutôt   4. Plutôt satisfait
5. Satisfait   6. Très satisfait   insatisfait

5-En qui pouvez-vous réellement compter pour vous aider à vous sentir mieux quand il vous arrive de broyer du noir ? (N5)

Aucune personne   1)   4)   7)

                             2)   5)   8)

                             3)   6)   9)

Quel est votre degré de satisfaction par rapport au soutien obtenu ? (S5)

1. Très insatisfait 2. Insatisfait 3. Plutôt 4. Plutôt satisfait
5. Satisfait 6. Très satisfait insatisfait

6-En qui pouvez-vous réellement compter pour vous consoler quand vous êtes bouleversé ? (N6)

Aucune personne 1) 4) 7)

2) 5) 8)

3) 6) 9)

Quel est votre degré de satisfaction par rapport au soutien obtenu ? (S6)

1. Très insatisfait 2. Insatisfait 3. Plutôt 4. Plutôt satisfait
5. Satisfait 6. Très satisfait

Annexe2

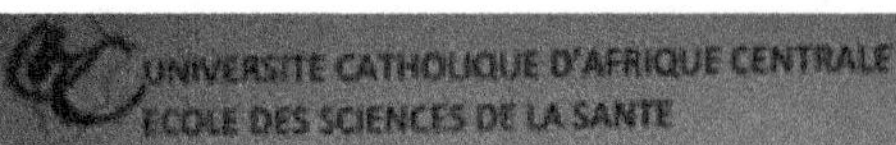

COMITE D'ETHIQUE INSTITUTIONNEL DE LA RECHERCHE POUR LA SANTE HUMAINE (CEIRSH)

Yaoundé, le 11 Août 2021

Nº 2021/020442/CEIRSH/ESS/MSP

LETTRE D'INFORMATION

Le Comité d'Ethique Institutionnel de la Recherche pour la Santé Humaine (CEIRSH) de l'Ecole des Sciences de la Santé (ESS) de l'UCAC en sa session du 11 Août 2021, a examiné le dossier de demande de clairance éthique soumis par l'étudiante **KUISSEU Michèle Carole**, investigateur principal (ESS/UCAC). Ce projet de recherche intitulé *«Facteurs associés à la continuité des soins en addictologie chez les demandeurs de soins du Centre La Vie de l'Hôpital Jamot de Yaoundé»* est sous la direction du Dr **Etienne KIMESSOUKIE**.

Le Comité d'Ethique a émis les observations suivantes :

Le projet est d'un grand intérêt scientifique et social. Le protocole est bien structuré et comporte tous les éléments nécessaires à la compréhension et à la mise en œuvre de l'étude. Les exigences éthiques sont respectées, la notice d'information est claire bien structurée et aisément compréhensible.

Le Comité d'Ethique a émis un avis favorable.

Les investigateurs sont responsables du respect scrupuleux du protocole approuvé et ne devraient y apporter aucun amendement aussi mineur soit-il sans l'avis favorable du CEIRSH de l'ESS/UCAC. Les investigateurs sont invités à collaborer pour toute descente du CEIRSH sur le site de l'étude pour le suivi de la mise en œuvre du protocole approuvé. Le rapport final du projet devra être soumis au CEIRSH et aux autorités sanitaires du Cameroun.

La présente clairance peut être retirée en cas de non-respect de la réglementation en vigueur et des recommandations susmentionnées.

En foi de quoi la présente clairance éthique est délivrée pour servir et valoir ce que de droit.

Ampliations :
- Direction ESS
- Intéressé

LA PRÉSIDENTE

Pr DINAM PARR

Annexe3

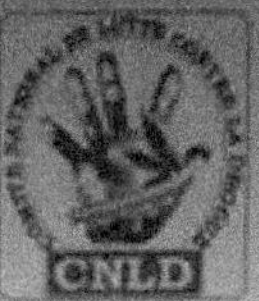

LE SECRETAIRE PERMANENT

A

KUISSEU Michèle Carole

-Yaoundé-

Objet : Demande d'une autorisation de recherche

Madame,

Faisant suite à votre correspondance dont l'objet est repris en marge,

J'ai l'honneur de vous faire savoir qu'après examen de votre demande le Comité National de Lutte contre la Drogue émet un avis favorable.

En effet, les facteurs associés à la continuité des soins chez les demandeurs de soins en addictologie constituent une préoccupation majeure pour nos Centres de Soins d'Accompagnement et de Prévention en Addictologie (CSAPA). Le suivi de ce projet rentre en droite ligne dans les cahiers de charge des Centres qui leur permettront d'atteindre les objectifs institutionnels.

Aussi nous vous proposons les CSAPA de l'Hôpital Central et Jamot pour vos différents travaux, nous vous assurons de notre disponibilité pour des éventuelles préoccupations tout en vous invitant d'observer les règles générales qui régissent le service public hospitalier.

Veuillez agréer Madame, l'expression de ma considération distinguée.

LE SECRETAIRE PERMANENT

Dr. Njoh Pius Basil
Pharmacien

119

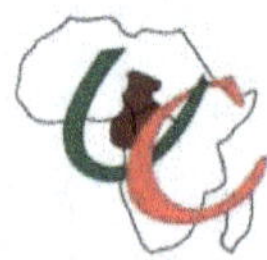

Université Catholique d'Afrique Centrale (UCAC)

École des Sciences de la Santé BP 1110 Yaoundé – Cameroun / www.ess-ucac.org
(ESS) contact@ess-ucac.org   Tel : 237 242 096 991

NOTICE D'INFORMATION

INVITATION À PARTICIPER AU PROJET DE RECHERCHE PORTANT *SUR* : FACTEURS ASSOCIES A LA CONTINUITE DES SOINS DES ADDICTS AUX SUBSTANCES PSYCHOACTIVES DEMANDANT DES SOINS AU CENTRE LA VIE ET A L'HOPITAL JAMOT DE YAOUNDE.

Cette recherche pour laquelle votre participation est sollicitée porte sur : Facteurs associés à la continuité des soins des addicts aux substances psychoactives demandant des soins au centre la vie et à l'hôpital Jamot de Yaoundé.

Objectif

Cette étude a pour objectif de déterminer les facteurs qui sont liés à la continuité des soins chez les patients qui sont suivi dans les centres spécialisés en addictologie de la ville de Yaoundé.

Tâche

Votre participation à ce projet de recherche consiste à vous libérer du temps pour les entretiens sur l'objet de cette étude, nous enrichir de votre expérience sur le vécu et les difficultés rencontrés au cours du processus de soins dans ces centres.

1. Risques, inconvénients, inconforts

Le présent projet n'ayant pas d'intervention invasives ne présente pas de risque ni d'inconvénients pour vous, si ce n'est le temps alloué pour répondre aux questions.

2. Bénéfices

Les bénéfices directs que vous pourrez tirer de la participation à cette recherche sont à court terme. A long terme, votre participation contribuera à améliorer du protocole de prise en charge des demandeurs de soins dans les centres spécialisés en addictologie de la ville de Yaoundé.

Confidentialité

Les données recueillies par cette étude sont soumises à l'exigence de confidentialité. Les résultats de la recherche, qui pourront être diffusés sous forme d'articles, de rapport de recherche ou de communications à des congrès scientifiques, ne permettront pas de vous identifier.

Participation volontaire

Votre participation à cette étude se fait sur une base volontaire. Vous êtes entièrement libre de participer ou non et de vous retirer en tout temps sans préjudice et sans avoir à fournir d'explications.

Responsable de la recherche

Pour obtenir de plus amples renseignements ou pour toute question concernant ce projet de recherche, vous pouvez communiquer **avec KUISSEU Michèle Carole** par courriel à l'adresse suivante **michkuisseu.2@gmail.com** ou **au téléphone 673742849.**

Question ou plainte concernant l'éthique de la recherche

Cette recherche est approuvée par le comité d'éthique de recherche de l'École des Sciences de la Santé de l'Université Catholique d'Afrique Centrale.

Pour toute question ou plainte d'ordre éthique concernant cette recherche, vous devez communiquer avec le secrétaire permanent du comité d'éthique de l'École des Sciences de la Santé. contact@ess-ucac.org

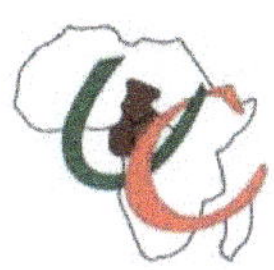

Université Catholique d'Afrique Centrale (UCAC)

École des Sciences de la Santé BP 1110 Yaoundé – Cameroun / www.ess-ucac.org

(ESS) contact@ess-ucac.org Tel : 237 242 096 991

FORMULAIRE DE CONSENTEMENT ÉCLAIRÉ

Engagement du chercheur

Moi, KUISSEU Michèle Carole m'engage à procéder à cette étude conformément à toutes les normes éthiques qui s'appliquent aux projets comportant la participation de sujets humains.

Consentement du participant

Je soussigné, _____________________, confirme avoir lu et compris la notice d'information au sujet du projet : **Facteurs associés à la continuité des soins en addictologie chez les demandeurs de soins du centre la vie et de l'hôpital Jamot de Yaoundé**. J'ai bien saisi les conditions et les bienfaits éventuels de ma participation. On a répondu à toutes mes questions à mon entière satisfaction. J'ai disposé suffisamment de temps pour réfléchir à ma décision de participer ou non à cette recherche. Je comprends que ma participation est entièrement volontaire et que je peux décider de me retirer en tout temps, sans aucun préjudice.

J'accepte donc librement de participer à ce projet de recherche.

	Contact du Directeur de recherche
	Courriel :
	Téléphone : 673742849
Date et Signature du participant :	Date et Signature du chercheur : Yaoundé, le 07 Avril 2021. KUISSEU Michèle Carole

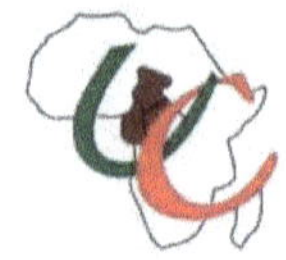

Université Catholique d'Afrique Centrale (UCAC)

École des Sciences de la Santé BP 1110 Yaoundé – Cameroun / www.ess-ucac.org
(ESS) contact@ess-ucac.org Tel : 237 242 096 991

FICHE D'ASSENTIMENT

Je soussigné………………………………………………………………

Accepte de participer à cette étude et m'engage à :

Répondre aux questions qui me seront posées

J'ai lu la notice d'information qui m'a été donnée et expliquée.

J'ai compris le but de l'étude, ses avantages et contraintes.

J'accepte librement de participer à cette étude.

	Contact du Directeur de recherche
	Courriel :
	Téléphone : 673742849
Date et Signature du participant :	Date et Signature du chercheur : Yaoundé, le 07 Avril 2021. KUISSEU Michèle Carole

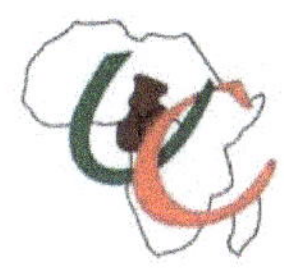

Université Catholique d'Afrique Centrale (UCAC)

École des Sciences de la Santé BP 1110 Yaoundé _ Cameroun / www.ess-ucac.org

(ESS) contact@ess-ucac.org Tel : 237 242 096 991

FICHE DE CONSENTEMENT PARENTAL

Je soussigné……………………………………………………………

Autorise mon enfant à participer à cette étude et à :

Répondre aux questions qui lui seront posées

J'ai lu la notice d'information qui m'a été donnée et expliquée.

J'ai compris le but de l'étude, ses avantages et contraintes.

J'accepte librement qu'il participe à cette étude.

	Contact du Directeur de recherche
	Courriel :
	Téléphone : 673742849
Date et Signature du parent :	Date et Signature du chercheur : Yaoundé, le 07 Avril 2021. KUISSEU Michèle Carole

www.ingramcontent.com/pod-product-compliance
Lightning Source LLC
Chambersburg PA
CBHW070840160726
48004CB00001B/449